SCORPIO

OTTO & EVA BONG

Selbstheilung mit den eigenen Händen

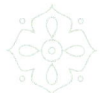

*Blockaden aufspüren
und auflösen*

Unter Mitarbeit von
Petra Maria Ulmann

SCORPIO

WICHTIGER HINWEIS

Die Informationen und Ratschläge in diesem Buch wurden mit größter Sorgfalt von den Autoren und dem Verlag erarbeitet und geprüft. Alle Leserinnen und Leser sind jedoch aufgefordert, selbst zu entscheiden, ob und inwieweit sie die Anregungen in diesem Buch umsetzen wollen. Eine Haftung der Autoren bzw. des Verlags für Personen-, Sach- oder Vermögensschäden ist ausgeschlossen.

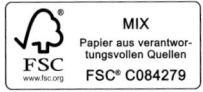

© 2018 Scorpio Verlag GmbH & Co. KG, München
Umschlaggestaltung: Favoritbuero, München,
unter Verwendung eines Fotos von Gabriele Schwab
Bildnachweis: S. 125
Layout & Satz: Robert Gigler, München
Druck und Bindung: Print Consult GmbH, München
ISBN 978-3-95803-155-5
Alle Rechte vorbehalten
www.scorpio-verlag.de

Habe ich meinen Körper verloren,
habe ich mich selbst verloren –
finde ich meinen Körper wieder,
finde ich mich selbst.

(VLADIMIR ILJINE)

INHALT

VORWORT

Der Autor dieses Buches ist Otto Bong, der unerwartet im Juni 2017 im Alter von 66 Jahren verstarb. Er war für mich ein großartiger Mensch, ein hervorragender und einzigartiger Therapeut, Mentor, Kollege und Freund zugleich. Mit seinem Buch, das zugleich sein Lebenswerk darstellt, fasst er jahrzehntelange Erfahrungen als Therapeut und als aufmerksamer Beobachter von Tausenden Patienten das Zusammenspiel von Körper und Seele zusammen. Wie kein Zweiter schaffte er es, die Lebensthemen Achtsamkeit, Dankbarkeit und Wertschätzung in die tägliche therapeutische Arbeit mit einfließen zu lassen. Otto Bong zeigte vielen Patienten, wie emotionale Aspekte direkten Einfluss auf den Körper haben und sich somit auch auf körperliche Beschwerden auswirken.

Auch wenn sich das für viele Leser zunächst als sehr spirituell und ein wenig esoterisch abgehoben anhören mag: Otto Bong war alles andere als ein Esoteriker. Vielmehr hat er die komplexen Zusammenhänge der Physiologie mit dem Seelenleben wie kein anderer erforscht, erlernt und die richtigen

Schlüsse für die therapeutische Arbeit daraus abgeleitet. Er zeigte, wie sich durch die Wirkung der Hände Körperzellen positiv beeinflussen lassen, und verstand es, diese Technik – und wie sie sich selbst in schwierigen Lebenssituationen anwenden lässt – perfekt an andere weiterzuvermitteln. »Selbstheilung durch Auflegen der Hände« ist seither ein Schlüsselwort für viele Menschen geworden. Damit hat Otto Bong in meinen Augen den Begriff »Hilfe zur Selbsthilfe« neu definiert.

Seit mehr als 25 Jahren arbeite ich als Heilpraktiker im Bereich der ganzheitlichen Behandlung von Tumorpatienten. Und ich bin mir bewusst, dass an dem Tumor, der zu behandeln ist, ein ganzer Mensch hängt: mit individuellen Wünschen, Bedürfnissen und Wertvorstellungen, die es bei der Therapie zu berücksichtigen gilt. Genauso wie das soziale Umfeld, Freunde, Familie und die berufliche Situation.

Es kam, wie es kommen musste: Otto Bong und ich haben uns kennen- und schätzen gelernt. Wir trafen uns regelmäßig bei ihm in München oder bei mir in Mannheim und lehrten uns gegenseitig die verschiedenen Techniken und das Zusammenwirken von Emotionen und Körper. Unter anderem teilten wir die Überzeugung, dass beispielsweise Trauerfälle in der Familie Ursache von schwerwiegenden Erkrankungen bis hin zu Krebs sein können – die positiven Ergebnisse bei Patienten, die wir gemeinsam behandelten, gaben uns recht. Mit jedem Behandlungserfolg wuchs die Verbindung zwischen Otto und mir. Und aus einer zunächst rein medizinischfachlichen Bekanntschaft wurde mit der Zeit eine echte, tiefe Freundschaft.

Ich bin sehr dankbar, den Menschen Otto Bong kennengelernt zu haben. Wenngleich sein Tod eine tiefe Lücke gerissen hat und sein Können und seine Erfahrung nun vielen Patienten, die Hilfe suchen, verborgen bleiben. In diesem Buch lebt ein Teil von Otto weiter, denn es war sein großer Wunsch, den Menschen mitzugeben, wie sie sich selbst heilen können. Er zeigt auf großartige Weise, wie viel (therapeutische) Kraft in jedem von uns steckt. Auch seiner Ehefrau Eva sei an dieser Stelle noch einmal gedankt. Es ist ihr auf überzeugende Art gelungen, Ottos Lebenstraum eines eigenen Buches zur Selbsthilfe auch über seinen Tod hinaus fertigzustellen.

In inniger Freundschaft und Wertschätzung danke ich für die gemeinsame Zeit und für das verbleibende Lebenswerk.

Dr. Olaf Bausemer

EINLEITUNG

Ich freue mich, dass Sie dieses Bilder-Buch in Ihren Händen halten! Es soll Ihnen helfen, sich (wieder) rundum wohlzufühlen. Das geht leichter, als Sie vielleicht denken.

Dieses Buch war der große Traum meines Mannes Otto Bong, mit dem er den Menschen das Werkzeug an die Hand geben wollte, sich selbst zu helfen.

Allen, die mit ihren Nöten zu ihm kamen, begegnete er stets mit Achtsamkeit, Wertschätzung und Respekt. Für jeden hatte er ein offenes Ohr.

Er wollte die Menschen dazu bringen, in Aktion zu treten – im wahrsten Sinne des Wortes zu handeln; sich und ihr Leben selbst in die Hand zu nehmen. Mit den eigenen Händen gestörte Resonanzen im Körper wieder in Harmonie zu bringen.

Durch seinen plötzlichen Tod im Juni 2017 konnte er diesen Traum nicht mehr verwirklichen. Deshalb habe ich nun »sein Buch« fertig geschrieben. Es ist ein Geschenk an ihn.

Nicht unbedingt der Text ist das Ausschlaggebende, sondern das, was es zwischen den Zeilen vermittelt – seine Energie.

»Alles ist Energie.« Das menschliche Energiefeld unterliegt einer bestimmten Anordnung, Struktur. Zeigt Ihr Körper Schmerz, Unwohlsein etc., ist die Ordnung gestört.

Mit den in diesem Buch vorgestellten Anregungen zum Handauflegen können Sie Ihr Energiefeld wieder ins Gleichgewicht bringen. Sie lernen, sich zu vertrauen, Ihren Händen, Ihren Gefühlen, Ihrer Intuition.

Legen Sie Ihre Hände an Ihren Körper bzw. auf bestimmte Körperstellen, um sich wieder zu spüren, zu finden, zu erholen, zu unterstützen, zu heilen – in allen Aspekten und Funktionen Ihres Wesens, Ihrer Persönlichkeit.

Nehmen Sie Ihr Leben wieder selbst in Ihre Hand, Ihre Hände. Keine Angst, Sie können dabei nichts falsch machen.

Ahmen Sie einfach die Handhaltung auf den Bildern nach. Beginnen Sie mit dem Bild, das Sie intuitiv am meisten anspricht. Sie können aber auch danach gehen, in welchem Bereich Ihres Körpers Sie vielleicht häufiger Beschwerden haben – oder nach den einzelnen Körperteilen und Organen zugeordneten seelischen Entsprechungen. Die Texte zu den Bildern sollen Ihnen nur Anregungen geben, Sie inspirieren. Sie können auch einfach gar nichts denken, während Sie Ihre Hände an Ihren Körper legen. Oder es kommen Ihnen ganz andere Gedanken in den Sinn. Das ist völlig in Ordnung. Lassen Sie während des Handauflegens einfach so gut wie möglich los – und die Gedanken und Gefühle sich selbst finden. Nutzen Sie dieses Buch so, wie es sich für Sie am besten anfühlt. Sie können das Handauflegen an jedem Ort und zu jeder Zeit durchführen, sooft Sie mögen und es Ihnen guttut.

Wenn Sie jetzt denken: »Zu schön, um wahr zu sein«, dann probieren Sie es aus, und Sie werden erstaunt sein, was passiert. Sie werden sich wieder spüren und wahrnehmen und damit Ihr Selbstheilungspotenzial, den Heiler bzw. die Heilerin in sich selbst aktivieren.

Vermutlich werden Sie während des Handauflegens fühlen, wie sich etwas entspannt und löst. Abends im Bett praktiziert, verhilft Ihnen das möglicherweise dazu, leicht ein- und erholsam durchzuschlafen. Aber selbst wenn Sie unter Ihren Händen nichts spüren – in jedem Fall hat sich etwas getan. Tiefergehende und langfristige Veränderungen werden sich im Laufe der Zeit einstellen, nach Tagen, Wochen oder Monaten.

Auf körperlicher Ebene werden Sie wahrscheinlich feststellen, dass sich unter anderem Ihre Belastungsfähigkeit, Ihre Ausdauer und Ihre Beweglichkeit – also ganz allgemein Ihre Körperfunktionen – verbessern. Dass Schmerzen nachlassen oder sogar völlig verschwinden. Und dass Sie mehr Kraft und Leistungsbereitschaft verspüren.

Auf geistiger Ebene werden Ihre mentale Leistungsfähigkeit, die Konzentrationsfähigkeit, Ihr Erinnerungsvermögen sowie Ihre Wahrnehmung und Ihre Intuition spürbar zunehmen. Dazu kommen eine emotionale Entspannung in Form einer stärkeren Gelassenheit, eine deutlich höhere Frustrationstoleranz, größeres Selbstvertrauen und Selbstbewusstsein sowie eine tiefe, allumfassende Ausgeglichenheit!

Mit einem Wort: Sie werden zu einer körperlich-geistig-seelischen Harmonie und Balance finden.

Wenn Sie nun durch das Buch blättern, ist das ein bisschen vergleichbar mit einer Frühjahrswanderung über eine Wiese voller wunderschöner Blumen. Blumen, von denen Sie sich bezaubern lassen und die Sie dann mit Achtsamkeit und Freude zu pflücken beginnen – so lange, bis Sie einen wunderschönen Strauß frischer Wiesenblumen im Arm halten!

Dabei fragen Sie sich nicht, welche Blume Sie gerade pflücken. Sie pflücken sie einfach aus Freude an den Farben und Formen der Natur. Erst später, zu Hause, beginnen Sie vielleicht in einem Bestimmungsbuch für Wiesenblumen nachzuschlagen, welche Schätze Sie da mitgebracht haben.

Ebenso finden Sie in diesem Buch zu jeder Körperregion auch ihre Entsprechung auf seelischer Ebene.

Sie stehen schon auf der Blumenwiese. Schauen Sie sich um und entdecken Sie, was sie Ihnen zu bieten hat.

Viel Spaß!

SCHEITELREGION

Gedankenkarussell

ANATOMIE

Die Scheitelregion befindet sich am oberen Schädeldach
und wird vom Scheitelbein gebildet.

REDEWENDUNGEN

Wie ferngesteuert durchs Leben laufen.
Sich einen Kopf machen.
Einen kühlen Kopf bewahren.

AFFIRMATION

Ich bin mir meiner selbst bewusst.

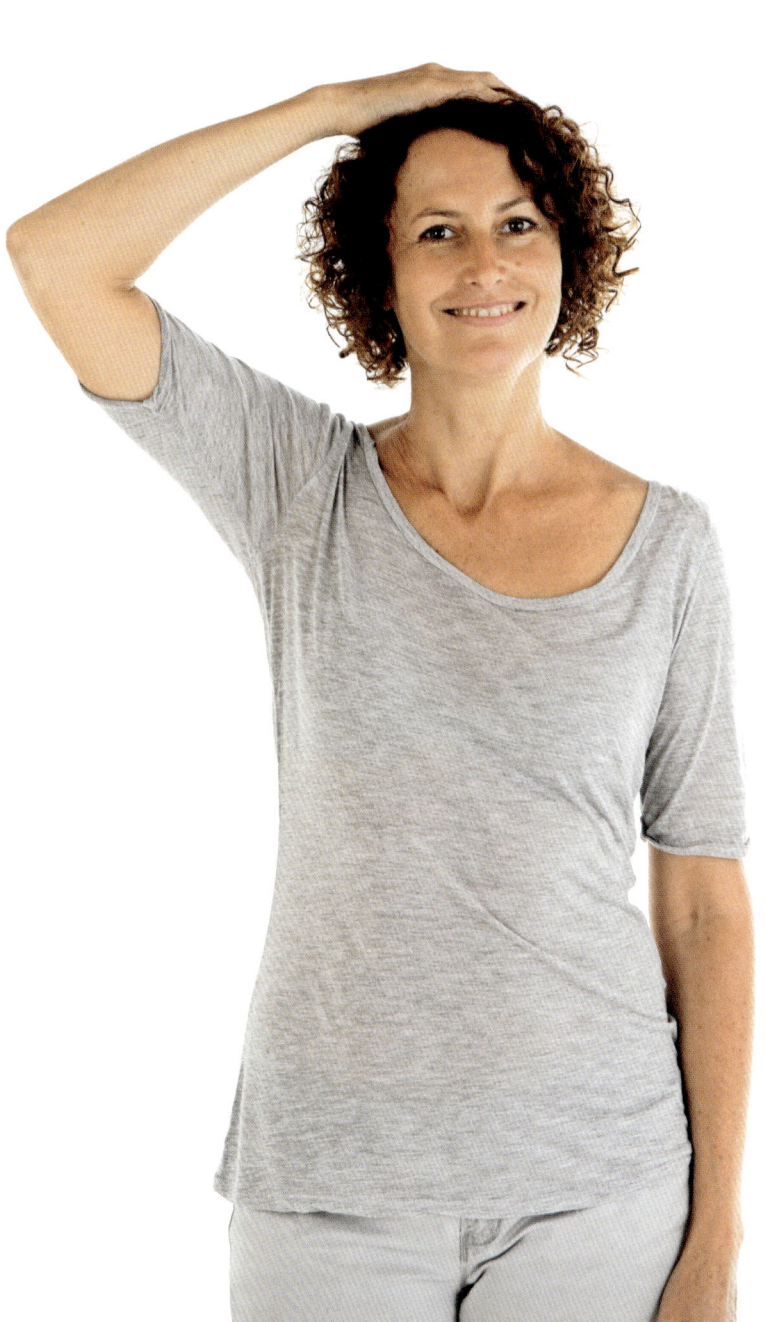

IN VERBINDUNG KOMMEN/
SPÜREN, WAS IST

Legen Sie Ihre Hand so auf den Kopf, dass die äußere Seite des kleinen Fingers am Stirnhaaransatz liegt. Dabei stellen Sie sich folgende Fragen:

» Habe ich das Gefühl, als würde mir mein Kopf davonfliegen?
» Fällt es mir schwer, einen klaren Gedanken zu fassen, weil mir zu viele Sachen gleichzeitig durch den Kopf gehen?
» Bin ich im »Dauerdenken« gefangen und vernachlässige meinen Körper?
» Habe ich Probleme damit, loszulassen und ein Thema nach dem anderen zu erledigen? Wenn ja, warum?

WOFÜR DIE SCHEITELREGION
AUF SEELISCHER EBENE STEHT

Wenn wir alles ausschließlich mit dem Kopf steuern wollen und ständig die Gedanken kreisen, ohne dass wir ein Ende finden, erzeugt das Stress. Vor allem, wenn starke Gefühle wie Ärger oder Enttäuschung hinzukommen, entsteht viel Spannung, die sich dann nicht selten in Kopfschmerzen »entlädt«.

WAS KANN ICH TUN?

» Erlauben Sie sich, wieder mehr auf Ihr Bauchgefühl zu hören, anstatt alles über rein rationales Denken zu lösen.
» Erledigen Sie Ihre Themen eins nach dem anderen – in Zusammenarbeit von Kopf und Bauch.
» Gönnen Sie sich gezielt Entspannung, beispielsweise bei einem Spaziergang in der Natur.
» Gehen Sie ganz bewusst mit dem Kopf im Himmel und mit den Füßen auf der Erde.

Werde dir deiner selbst bewusst. Lerne, dich zu entdecken. Wie groß das Ausmaß deines Wissens sein mag: Wenn du dich selbst nicht kennst, kannst du die Welt nicht kennenlernen. Reflektiere darüber.

MEISTER SHOSAN

STIRN

Wetterfühligkeit, Konzentrationsprobleme

ANATOMIE

Das paarige Stirnbein bildet das vordere Schädeldach.
Es trägt einen deutlichen Wulst oberhalb der Augen,
den Augenbrauenbogen.

REDEWENDUNGEN

Ein Brett vorm Kopf haben.
Den Wald vor lauter Bäumen nicht sehen.

AFFIRMATION

Meine Gedanken sind frei, selbstbestimmt und glasklar.
Meine Stirn ist entspannt.

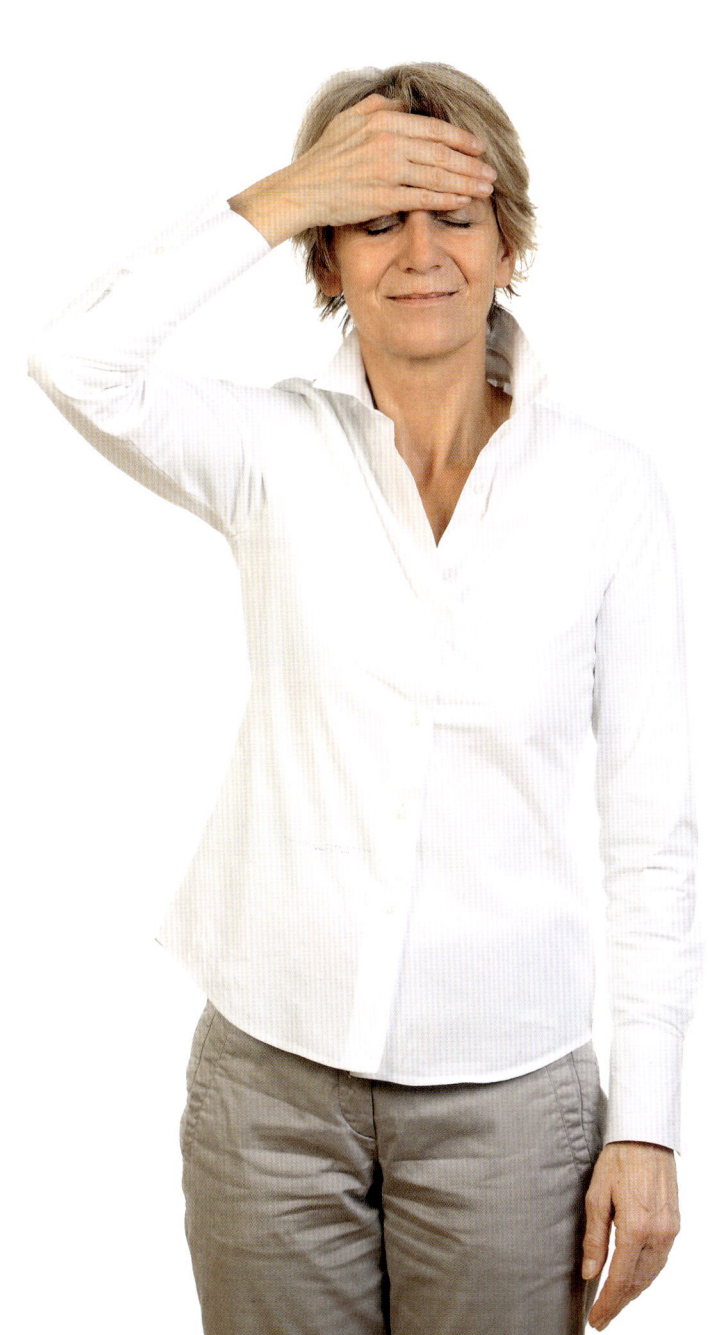

IN VERBINDUNG KOMMEN/
SPÜREN, WAS IST

Legen Sie Ihre Hand – mit dem kleinen Finger oberhalb der Nasenwurzel – auf die Stirn und fragen Sie sich:

» Brummt mir der Kopf? Runzele ich die Stirn?
» Kann ich klar denken?
» Bin ich präsent – lebe ich im Hier und Jetzt?
» Ist mir im Grunde alles zu viel, der Druck von außen zu stark?
» Habe ich Angst, nach innen zu sehen – in mich hineinzuschauen und ehrlich mit mir selbst zu sein?

WOFÜR DIE STIRN
AUF SEELISCHER EBENE STEHT

Die Stirn ist Sitz des »dritten Auges«, der energetischen Verbindung zu Seele und Geist. Ist das dritte Auge in Harmonie, können wir uns mühelos konzentrieren und auf unsere Intuition verlassen. Wir können klar denken und haben ein gutes Gedächtnis. Besteht auf der Ebene des dritten Auges jedoch ein Ungleichgewicht, kann das zu Konzentrationsstörungen und einer erhöhten Empfindlichkeit gegenüber atmosphärischen Veränderungen (Wetterfühligkeit) sowie zu Anspannung (Stirnrunzeln) und damit zu Kopfschmerzen führen.

WAS KANN ICH TUN?

» Nehmen Sie sich ein paar Minuten Zeit und suchen Sie sich einen ruhigen Ort. Entspannen Sie bewusst Ihre Stirn und streichen Sie sanft mit den Fingern die Stirnmuskulatur aus. Dann tasten Sie im Bereich des inneren Endes Ihrer Augenbrauen, ob sich dort ein schmerzhafter Punkt befindet. Wenn ja, massieren Sie ihn ein paar Minuten (bzw. solange es Ihnen guttut) mit kurzen Strichen Ihrer Fingerkuppen.

» Machen Sie sich von psychischen Blockaden frei; das können Glaubenssätze und Überzeugungen sein, die in der Vergangenheit vielleicht einmal sinnvoll waren, uns jetzt aber unnötig einengen.

» Suchen Sie das Licht. Genießen Sie das Gefühl der Sonnenstrahlen, die Ihren Körper und Ihre Seele wärmen.

» Öffnen und spüren Sie Ihr drittes Auge.

So wie das Wasser die Dinge spiegelt, ist der ruhige Geist des Weisen der Spiegel des Universums.

TSCHUANG TSE

HINTERKOPF
Schwindel

ANATOMIE

Das Hinterhauptbein ist der am Halsübergang gelegene
Teil des Hirnschädels. Es bildet den hinteren Abschluss der
Schädelhöhle und mit dem Atlas das erste Kopfgelenk.

REDEWENDUNGEN

Einen klaren Kopf behalten.
Den Kopf verlieren.
Etwas im Hinterkopf behalten.

AFFIRMATION

Mein Kopf ist klar, ist bin ehrlich mit mir selbst.
Mein Körper und meine Seele sind im Gleichgewicht.

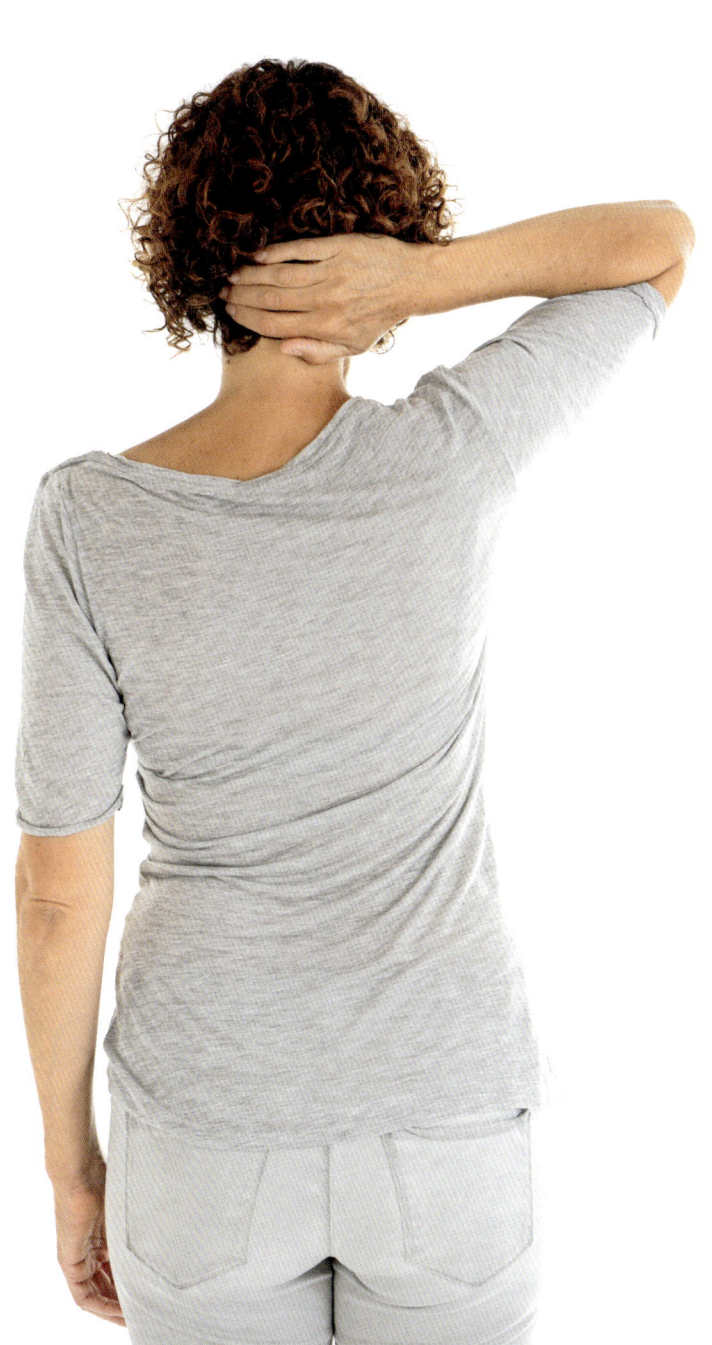

IN VERBINDUNG KOMMEN/
SPÜREN, WAS IST

Legen Sie Ihre Hand auf Ihren Hinterkopf, sodass der Daumen am unteren Rand des Hinterhauptknochens liegt. Stellen Sie sich folgende Fragen:

» Habe ich Schmerzen im Bereich der Nackenmuskulatur?
» Fühlt sich mein Kopf schwer an, lasse ich ihn hängen?
» Fühle ich mich schwindelig?
» Fühlt sich der Inhalt meines Kopfes an wie ein großer Wattebausch?
» In welcher Lebenssituation befinde ich mich gerade?
» Ist meine Seele überfordert?
» Bin ich ehrlich zu mir selbst? Gibt es etwas, das ich nicht wahrhaben möchte?

WOFÜR DAS HINTERHAUPT
AUF SEELISCHER EBENE STEHT

Alles ist Schwingung. Und alle Informationen des Lebens, die jemals vom Körper gespeichert wurden, sitzen im Kleinhirn unterhalb des Hinterhauptbeins.

Daher passiert es oft, dass uns in Phasen der Unsicherheit oder bei starken Veränderungen der Lebensumstände Schwindel erfasst. Er kann auch dabei helfen, uns von Pro-

blemen abzulenken, mit denen wir uns nicht beschäftigen
möchten.

WAS KANN ICH TUN?

» Stehen und gehen Sie aufrecht, aber entspannt. Halten Sie
  Ihren Kopf gerade, Kopf und Schultern möglichst locker.
» Gehen Sie Ihren Lebensweg mit innerer Klarheit und
  Ehrlichkeit.
» Seien Sie wahrhaftig sich selbst gegenüber – auch und
  gerade bei schwierigen Themen.
» Stellen Sie sich Ihren Ängsten.

Eine schmerzliche Wahrheit ist besser als eine Lüge.

THOMAS MANN

LIMBISCHES SYSTEM
Stimmungsschwankungen

ANATOMIE

Das limbische System ist ein stammesgeschichtlich
sehr alter Teil des Gehirns, der sich aus mehreren Strukturen
zusammensetzt. Es sitzt im Gehirn in etwa seitlich
über dem linken bzw. rechten Ohr.

REDEWENDUNG

Himmelhoch jauchzend, zu Tode betrübt.

AFFIRMATION

Ich erlebe Glück und Ekstase.

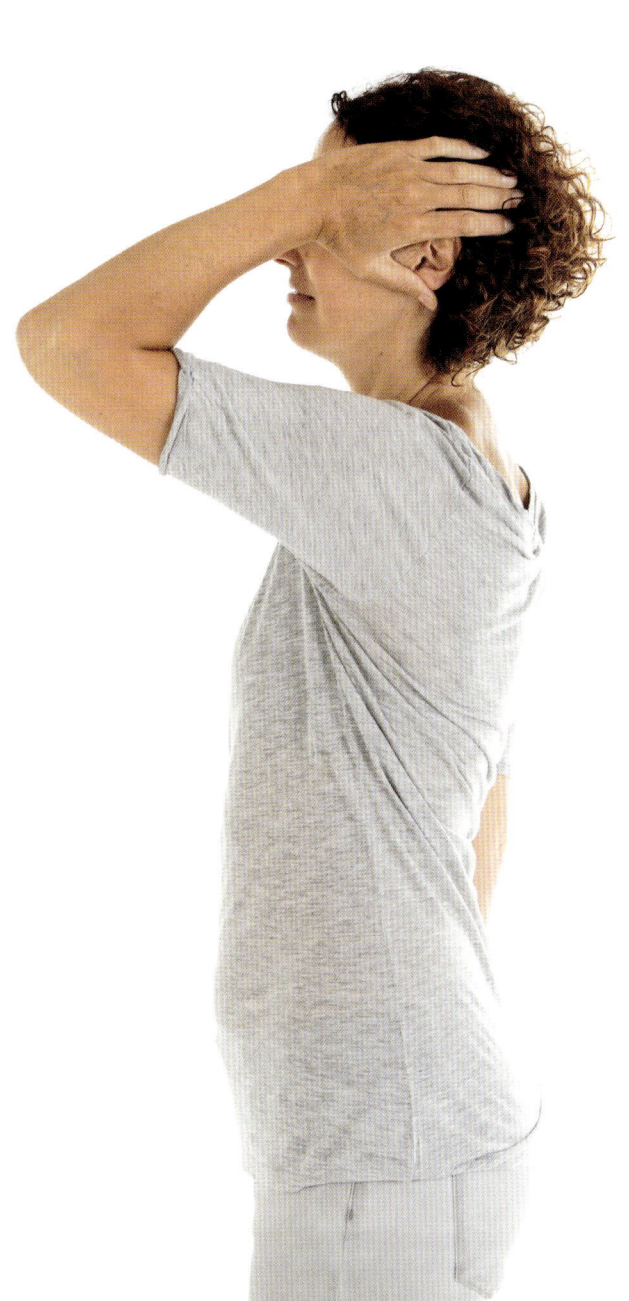

IN VERBINDUNG KOMMEN/
SPÜREN, WAS IST

Legen Sie Ihre Hand an eine Kopfseite, sodass der Daumen unterhalb des Ohrläppchens liegt und der Zeigefinger oberhalb der Ohrmuschel. Fragen Sie sich:

» Habe ich das Gefühl, dass meine Emotionen Achterbahn fahren, meine Stimmung stark schwankt?
» Welche Gefühle beschäftigen mich gerade – und warum?
» Bin ich zu voll mit Emotionen, die mich überfordern und belasten?

WOFÜR DAS LIMBISCHE SYSTEM
AUF SEELISCHER EBENE STEHT

Das limbische System ist an zahlreichen komplexen Gehirnleistungen beteiligt. Dazu gehört die Steuerung der Funktionen von Antrieb, Lernen, Gedächtnis ebenso wie der vegetativen Regulation von Nahrungsaufnahme, Verdauung, Schlaf und Sexualverhalten. Es ist aber auch die Struktur im Gehirn, die den Dialog zwischen Körper und Gehirn und damit Emotionen wie Angst, Wut, Gelassenheit, Lust und Suchtverhalten reguliert. Wenn Geist und Körper mit zu vielen, widersprüchlichen oder überwältigenden Emotionen belastet und überfordert werden, gerät auch das limbische System unter

Druck – und schafft es nicht mehr, unser Stimmungsbarometer einigermaßen im Gleichgewicht zu halten.

WAS KANN ICH TUN?

» Ziehen Sie sich für ein paar Minuten an einen ruhigen Ort zurück und legen Sie die Hände auf Ihr limbisches System. Allein diese liebevolle Berührung kann Ihre überschäumenden Emotionen auf »Normalmodus« herunterfahren und Ihnen einen Neustart ermöglichen. Das funktioniert auch gut bei Einschlafstörungen, wenn einem einfach zu viel im Kopf herumgeht.

» Machen Sie sich ehrlich klar, welche Emotionen bei Ihnen überzukochen drohen und was die Ursache dafür ist. Hören Sie besonders auf Ihre Intuition, Ihr Körpergefühl.

Die Mächte, die den Kosmos bewegen, sind nicht verschieden von jenen, die die menschliche Seele bewegen.

LAMA ANAGARIKA GOVINDA

AUGEN

Sehen, was ist

ANATOMIE

Die Augen sind eines der fünf Sinnesorgane,
über die wir Informationen über unsere Umwelt erhalten
und uns im Raum orientieren.

REDEWENDUNGEN

Den Tatsachen ins Auge sehen.
Die Augen vor etwas verschließen.
Blind vor Wut sein.

AFFIRMATION

Ich schaue offen und entspannt in die Welt.

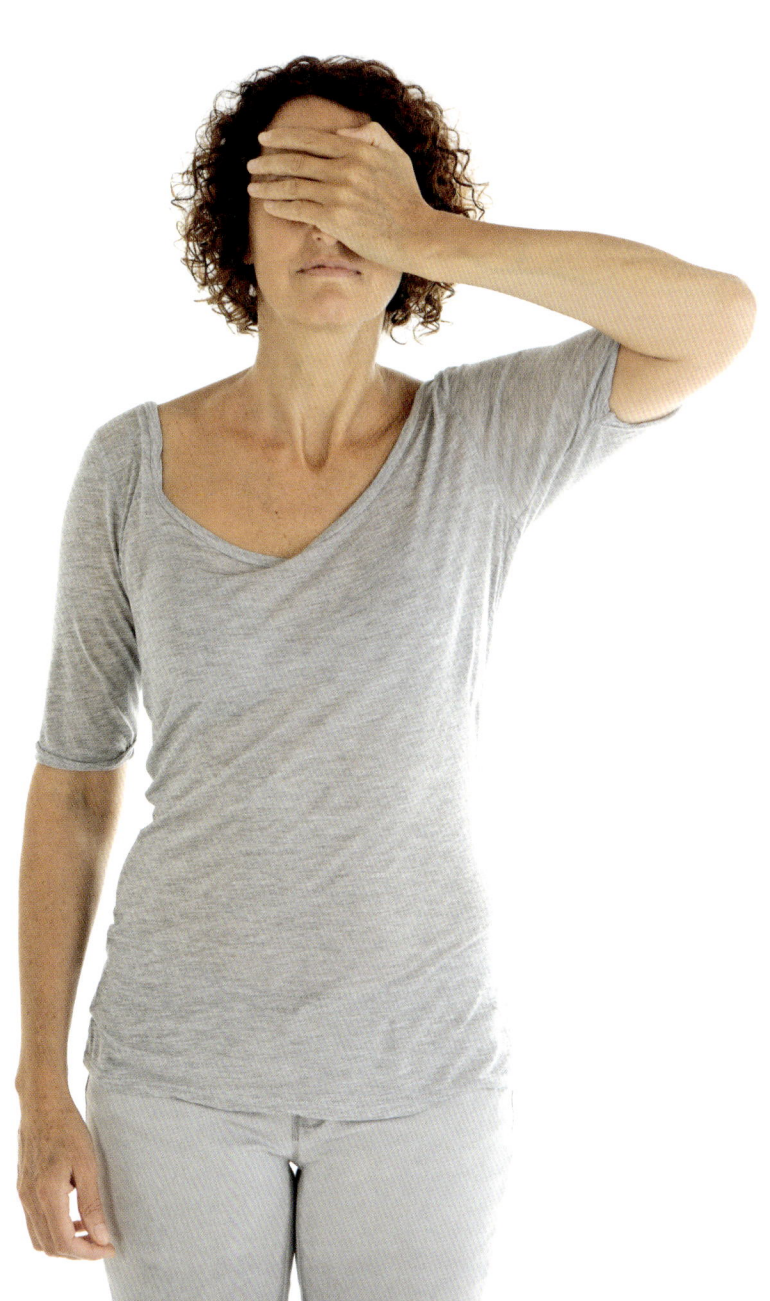

IN VERBINDUNG GEHEN/
SPÜREN, WAS IST

Legen Sie die Handinnenfläche sanft auf Ihre Augen und fragen Sie sich:

» Fühle ich mich eher sicher oder unsicher in dieser Welt?
» Verschließe ich die Augen vor bestimmten Tatsachen?
» Möchte ich in manchen Situationen nicht erkannt werden?
» Neige ich dazu, in der Begegnung mit anderen Menschen den Blick nach unten zu richten?

WOFÜR DIE AUGEN
AUF SEELISCHER EBENE STEHEN

Durch unsere Augen sehen wir sowohl uns selbst und unser Leben als auch unsere Umgebung und die anderen Menschen. Auf seelischer Ebene gelten die Augen als das Spiegelbild der Seele. Wenn wir Dinge an uns oder anderen nicht sehen wollen oder eine »verzerrte« Sichtweise haben, kann sich das in Symptomen wie beispielsweise verschwommenem Sehen oder Augenbrennen äußern.

WAS KANN ICH TUN?

» Gehen Sie mit offenem Blick durch die Welt. Üben Sie sich darin, die Welt jeden Tag aufs Neue staunend wie ein Kind wahrzunehmen.

» Erkennen Sie, dass jeder einzelne Mensch wertvoll ist und niemand sich verstecken muss.

» Seien Sie ehrlich in der Begegnung mit sich selbst und anderen. Stehen Sie zu Ihren Gefühlen und Gedanken. Halten Sie bewusst Ausschau nach »blinden Flecken« in Ihrer (Selbst-)Wahrnehmung und versuchen Sie diese einmal etwas genauer »unter die Lupe« zu nehmen.

Buddha offenbart sich vor euren Augen in den einfachsten Dingen – vorausgesetzt, ihr seid willens, tatsächlich hinzusehen. Dazu ist es notwendig, das richtige Gleichgewicht zu finden: jenes Gleichgewicht, das nichts zurückhält und nichts von sich weist.

AJAHN CHAN

NASE

Intuitive Wahrnehmung

ANATOMIE

Unser Geruchssinn entsteht durch Millionen von
Duftstoffrezeptoren in der Nasenschleimhaut.
Diese nehmen nicht nur Geruchsstoffe auf, die wir mit
der Luft einatmen, sondern auch solche, die beim Essen
im Mund entstehen – und tragen damit nicht unwesentlich
zu unserem Geschmacksempfinden bei.

REDEWENDUNGEN

Mir stinkt's!
Die Nase gestrichen voll haben.
Ein Näschen für etwas haben.

AFFIRMATION

Meine Nase ist frei. Ich habe einen guten Riecher.

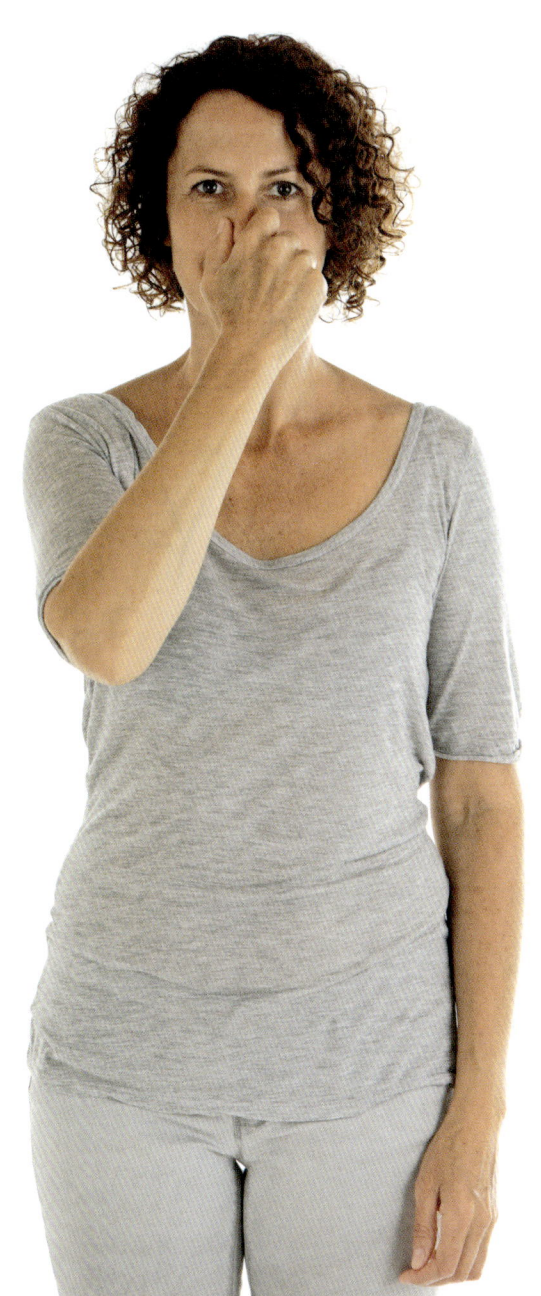

IN VERBINDUNG KOMMEN/
SPÜREN, WAS IST

Legen Sie Zeigefinger und Daumen sanft auf Ihre Nasenflügel und stellen Sie sich folgende Fragen:

» Was genau rieche ich im Moment? Ist es etwas Störendes, etwas Angenehmes oder neutral?
» Welche Gerüche stören mich generell?
» Welche Menschen in meiner Umgebung kann ich »einfach nicht riechen«?
» Gibt es etwas in meinem Leben, das mir so richtig stinkt?
» Was stört mich an meiner momentanen Lebenssituation?

WOFÜR DIE NASE
AUF SEELISCHER EBENE STEHT

Durch die Nase nehmen wir den Sauerstoff, die Atemluft auf und damit gleichzeitig unzählige Geruchsstoffe, die uns Auskunft über unsere Umgebung und uns selbst geben, uns aber auch vor Gefahren warnen oder besonders angenehme, wohltuende Momente bescheren können. Wir treffen zahlreiche Entscheidungen unbewusst mithilfe unseres Riechvermögens, denn das Riechen ist eng mit Gefühlen gekoppelt. So kommt es, dass sich Gerüche auf unsere Stimmung auswirken, Erinnerungen wachrufen und wir manchmal bestimmte Dinge oder Menschen spontan »nicht riechen« können, ohne zu wissen, warum. Unsere Geruchswahrnehmung ist sehr ehrlich und unverfälscht, weil sie nicht über den Verstand läuft.

WAS KANN ICH TUN?

» Gehen Sie regelmäßig nach draußen und lassen Sie sich den Wind um die Nase wehen.
» Atmen Sie möglichst häufig tief ein und aus und nehmen Sie die Düfte Ihrer Umgebung wahr. Aktivieren Sie Ihren Geruchssinn, Ihren »Riecher«.
» Denken Sie an einen Konflikt und atmen Sie dabei ein paar Minuten ganz bewusst tief ein und wieder aus. Was genau stinkt Ihnen, und warum? Was sagt Ihnen Ihr Riecher, was Sie tun können, um das Problem zu lösen?

Ein einziger Geruch weckt ganze Gruppen von alten Empfindungen wieder auf; wirkt mehr auf die Fantasie als selbst das Auge.

JEAN PAUL

MUND

Aufgeschlossenheit

ANATOMIE

Der Mund ist für die elementarsten Grundbedürfnisse
zuständig: Nahrungsaufnahme und Kommunikation.
Mit Lippen, Zunge, Gaumen und Rachen finden sich hier
besonders viele hochsensible Bereiche.

REDEWENDUNGEN

Den Mund zu voll nehmen.
Mit Engelszungen reden.
Etwas nicht über die Lippen bringen.

AFFIRMATION

Ich lache die Welt an.

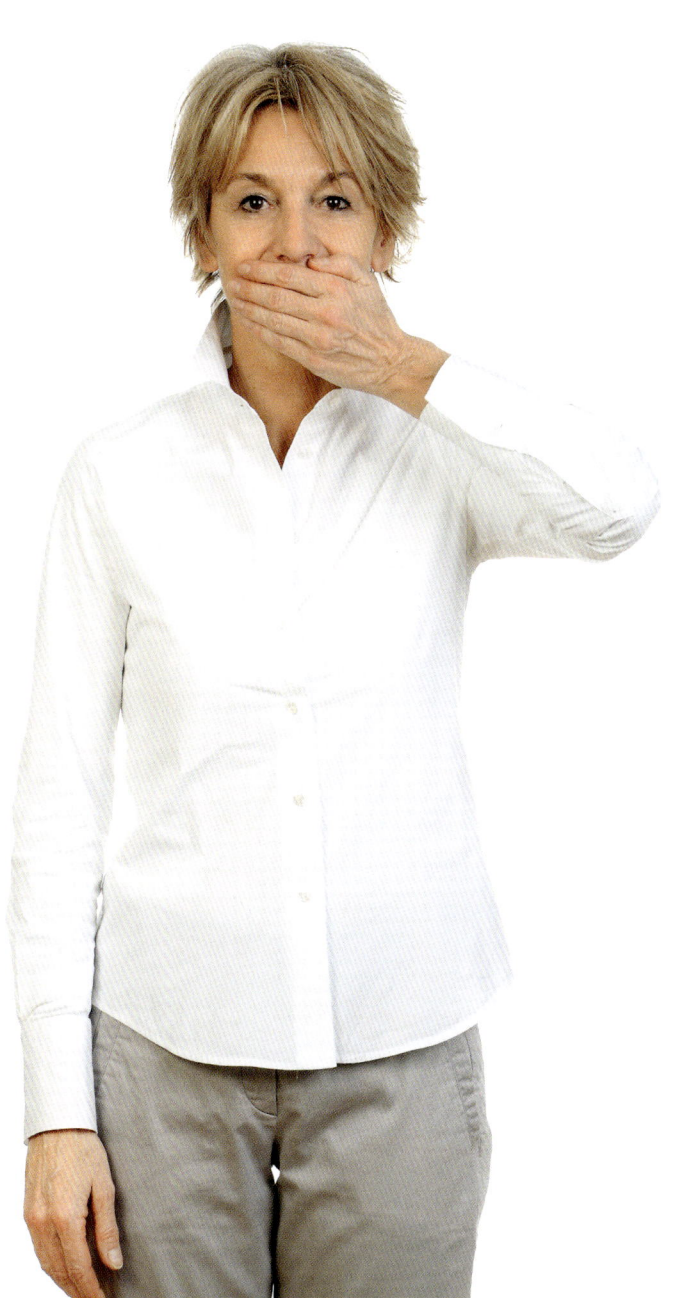

IN VERBINDUNG KOMMEN/
SPÜREN, WAS IST

Legen Sie Ihre Hand sanft über Ihren Mund. Fragen Sie sich:

» Sind meine Lippen entspannt oder presse ich sie immer
  wieder aufeinander?
» Spüre ich Schmerzen im Mundbereich?
» Habe ich manchmal Mundgeruch?
» Gibt es Worte, die gesagt werden wollen; halte ich be-
  stimmte Dinge zurück?
» Oder kommen mir oft unbedachte oder gar verletzende
  Bemerkungen über die Lippen?

WOFÜR DER MUND
AUF SEELISCHER EBENE STEHT

Der Mund als Erstkontakt mit allem, was wir essen und trinken, ist ein zentraler Bereich des Körpers und reagiert sehr
empfindlich auf Dinge, die uns nicht guttun. Auf seelischer
Ebene steht er vor allem für Kommunikation. Symptome wie
Verspannungen, Schmerzen im Mundbereich, aber auch
Mundgeruch (Thema: Altes loslassen), Aphthen oder Schnar-
chen können entstehen, wenn wir immer wieder den »Mund
zu voll« nehmen, unbedacht sprechen (und dabei möglicherweise jemanden verletzen), aber auch wenn wir mit unserer

Meinung und unseren Wünschen hinter dem Berg halten und uns lieber die Zunge abbeißen würden, als etwas zu sagen.

WAS KANN ICH TUN?

» Aktivieren Sie die Sinneswahrnehmungen Ihres Mundes, indem Sie bewusst genießen, was Sie essen und trinken. Das schließt die Empfindungen an Ihren Lippen, Zähnen, Zunge, Gaumen und Rachen ein. Wie fühlt sich diese Speise an? Ist sie weich oder hart; warm oder kalt; süß oder sauer; fühlt sie sich glatt oder rau an …
» Überlegen Sie: Wo kann ich meine Kommunikation verbessern? In welchen Momenten möchte ich in Zukunft lieber nichts sagen, als andere zu verletzen? Und was wollte ich immer schon mal loswerden, was schlucke ich schon viel zu lange hinunter?
» Sprechen Sie mehr mit dem Herzen als mit dem Kopf.

Bevor du von Hass erfüllte oder ärgerliche Dinge aussprichst, halte einen Augenblick inne. Als Mensch hast du die Möglichkeit, dir zu überlegen, was du sagen willst. Es macht keinen Sinn, zu schreien, zu schlagen, sich zu verteidigen oder anzuklagen, bevor du es gesagt hast.

STEVE DEMASCO, KUNG-FU-MEISTER

KIEFER

Sich durchbeißen

ANATOMIE

Das Kiefergelenk ist die bewegliche Verbindung
zwischen dem Schläfenbein und dem Unterkiefer.
Es ermöglicht uns das Abbeißen, Kauen und das Sprechen.

REDEWENDUNGEN

Die Zähne zusammenbeißen.
Sich an etwas die Zähne ausbeißen.
Auf dem Zahnfleisch gehen.

AFFIRMATION

Ich gehe ganz gelassen durchs Leben.

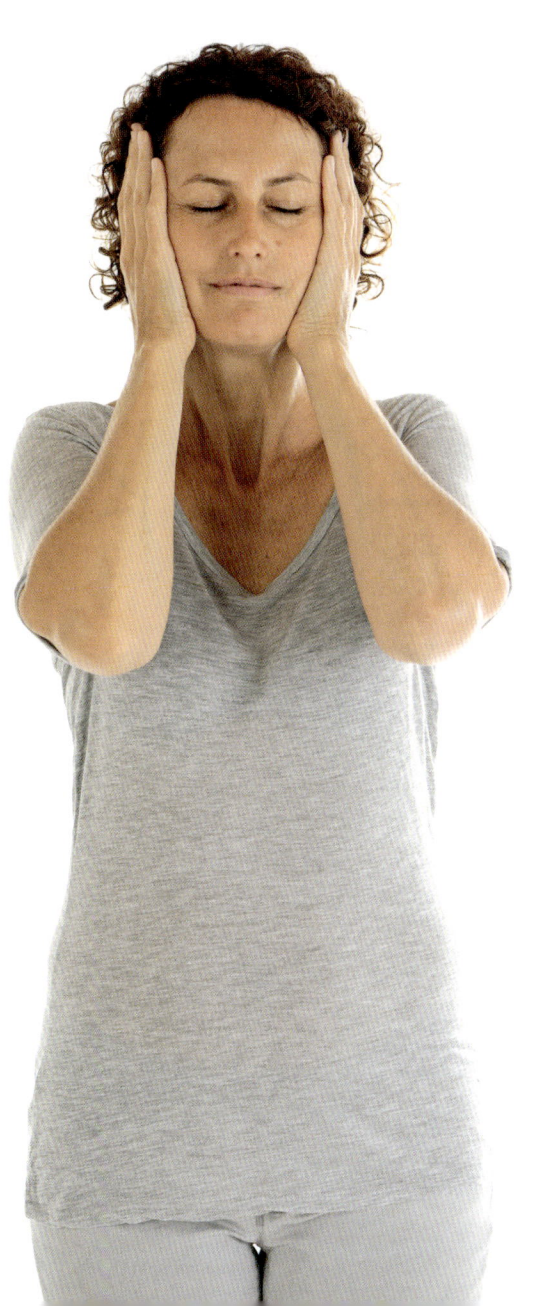

IN VERBINDUNG KOMMEN/
SPÜREN, WAS IST

Legen Sie Ober- und Unterlippe aufeinander, ohne dass die obere und die untere Zahnreihe sich berühren; die Zunge ist ebenfalls entspannt, die Zungenspitze stößt leicht gegen die obere Zahnreihe. Nun legen Sie Ihre Hände sanft auf die Kiefergelenke, lenken Ihren Geist dorthin und fragen Sie sich:

» Spüre ich häufig Druck und Spannung in den Kiefergelenken, presse ich die Zähne zusammen?
» Habe ich viel Stress, Erfolgsdruck, Sorgen, Ärger?
» Neige ich dazu, meine Ziele verbissen zu verfolgen?
» Ist meine innere Haltung »Augen zu und durchbeißen«?

WOFÜR DIE KIEFERGELENKE
AUF SEELISCHER EBENE STEHEN

Jede Art von Stress und innerer Anspannung wirkt sich auf die Muskulatur aus. Unsere Kiefermuskeln sind besonders empfänglich für inneren Druck und Spannungszustände. Wer es tagsüber nicht schafft, Stress abzubauen, tut das häufig in der Nacht in Form von Zähneknirschen und -pressen. Da sie physiologisch eng mit den Zähnen, der Gesichts-, Nacken- und Schultermuskulatur verbunden sind, können sich Probleme der Kiefergelenke in vielerlei Symptomen niederschlagen, z.B. als chronischer Kopfschmerz, Migräne, Nackenverspannung, Zahnschmerz und Zahnfleischrückgang.

WAS KANN ICH TUN?

» Auf körperlicher Ebene sind die wirkungsvollsten Mittel zur Kieferentspannung Lachen und Gähnen. Tun Sie beides von ganzem Herzen.
» Lenken Sie im Alltag immer mal wieder Ihre Aufmerksamkeit auf Ihre Kiefergelenke und nehmen Sie wahr, ob Sie gerade die Zähne zusammenpressen. Wenn ja, lockern Sie Ihre Kiefer bewusst, indem Sie obere und untere Zahnreihe einen Spalt auseinanderbringen und die Zunge entspannen.
» Machen Sie sich bewusst, wo Sie viel Stress und Druck haben – und versuchen Sie, so viel wie möglich davon entweder im Vorfeld abzustellen oder abzubauen.
» Lassen Sie auch einmal fünfe gerade sein – mit Gelassenheit kommt man oft weiter als mit verbissenem Festhalten an Vorstellungen davon, wie die Dinge sein sollten.

Denke daran: Etwas, was du nicht bekommst, kann manchmal eine wunderbare Fügung des Schicksals sein.

DER XIV. DALAI LAMA

KEHLE, HALS

Kommunikation

ANATOMIE

Der Kehlkopf ist ein knorpeliges Gebilde im vorderen mittleren Hals, bei Männern als Adamsapfel sichtbar. Er verbindet den Rachen mit der Luftröhre und trennt diese von der Speiseröhre ab. Im Inneren des Kehlkopfs liegen die Stimmbänder.

REDEWENDUNGEN

Etwas in den falschen Hals bekommen.
Einen dicken Hals haben.
Aus vollem Halse lachen.

AFFIRMATION

Ich schlucke nichts hinunter, was mir nicht guttut.

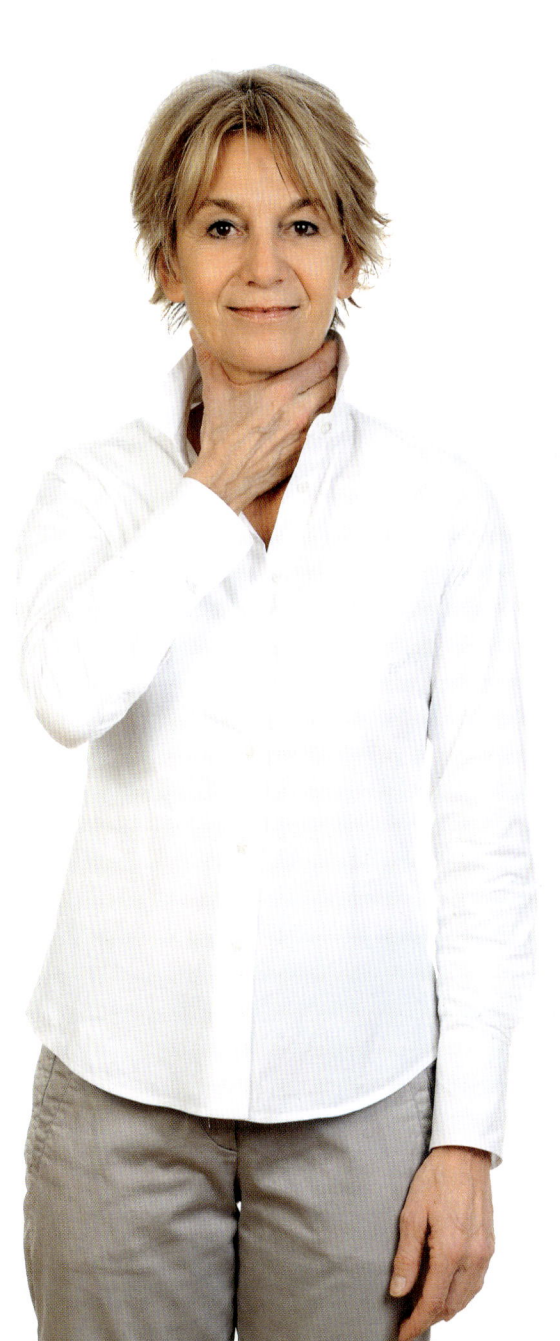

IN VERBINDUNG KOMMEN/ SPÜREN, WAS IST

Legen Sie eine Hand leicht auf den vorderen Hals, über den Kehlkopf und fragen sich dabei:

» Bin ich gut bei Stimme oder bleibt sie mir in manchen Situationen weg?
» Gibt es Dinge in meinem Leben, die mir buchstäblich im Halse stecken bleiben, mich sprachlos machen?
» Kann ich in der Regel gut mit anderen kommunizieren, mich verständlich machen?
» Wie ehrlich gehe ich mit mir selbst um – sage ich mir immer die Wahrheit?

WOFÜR DER HALS, DIE KEHLE AUF SEELISCHER EBENE STEHT

Unser Kehlkopf sorgt sowohl dafür, dass wir sprechen, uns mit Lauten und Worten mit unseren Mitmenschen verständigen können, er ist aber auch die Schaltstelle, an der die Atemluft in die Bronchien und die Lungen bzw. Nahrung in die Speiseröhre und den Magen geleitet wird. Er ist somit auch für den stofflichen Austausch mit unserer Umwelt verantwortlich, dafür, dass die Dinge, die wir aufnehmen, »in die richtigen Bahnen« gelenkt werden. Auf seelischer Ebene steht die

Kehle für unsere Fähigkeit zur Kommunikation mit uns selbst und anderen. Wenn es uns schwerfällt, uns zu äußern – sei es aus Angst vor Ablehnung oder weil uns die Worte fehlen oder wir uns nicht trauen, uns selbst gegenüber wahrhaftig zu sein –, kann sich das in Beschwerden wie Halsschmerzen, Heiserkeit oder einem Kloßgefühl im Hals niederschlagen.

WAS KANN ICH TUN?

» Führen Sie ein authentisches Leben, nehmen Sie sich die Freiheit, Sie selbst zu sein, mit allem, was dazugehört. Das schließt auch mit ein, dass Sie vermeintlich »negative« Emotionen wie Wut und Ärger oder Trauer spüren und Ihnen Ausdruck verleihen dürfen.
» Seien Sie aufrichtig – sich selbst und anderen gegenüber.
» Gehen Sie Probleme und Schwierigkeiten mutig an, anstatt zu versuchen, sie gegen inneren Widerstand hinunterzuschlucken.

Alle Abkapselung ist Finsternis, alle Verschlossenheit Blindheit. Der Mensch muss lernen, seine wahre Natur sich entfalten zu lassen: In ihm ist ein Licht, das nur darauf wartet, zu leuchten.

TSENG TSE

NACKEN
Beweglichkeit

ANATOMIE

Als Nacken gilt der hintere Teil des Halses.
Seine wichtigsten Strukturen sind die Halswirbelsäule
und ihre Verbindung zum Hinterkopf sowie die Nackenmuskulatur. Er ist für die Beweglichkeit des Kopfes und
großer Teile unseres Oberkörpers zuständig.

REDEWENDUNGEN

Die Faust im Nacken haben.
Jemand den Kopf verdrehen.

AFFIRMATION

Mir sitzt nur der Schalk im Nacken.

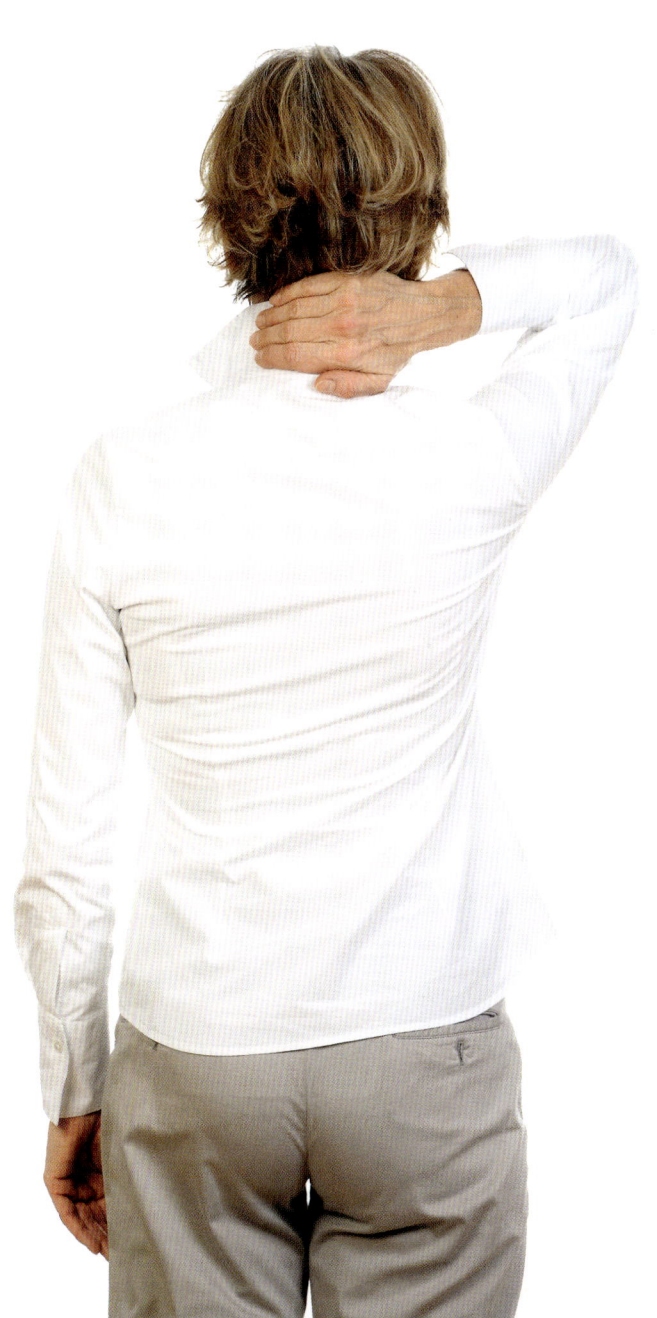

IN VERBINDUNG KOMMEN/
SPÜREN, WAS IST

Legen Sie eine oder beide Hände in den Nacken und stellen sich folgende Fragen:

» Ist mein Nacken eher locker oder verspannt; kann ich den Kopf mühelos drehen oder gibt es Blockaden?
» Halte ich den Kopf aufrecht?
» Habe ich viel Stress, Sorgen, innere Anspannung – sitzt mir beständig etwas im Nacken?
» Überlaste ich mich häufig und wenn ja, für wen oder warum? Muss ich immer allen alles recht machen?

WOFÜR DER NACKEN
AUF SEELISCHER EBENE STEHT

Als Verbindung zwischen Oberkörper und Kopf steht der Nacken auf seelischer Ebene für Ausgewogenheit sowie Flexibilität im Denken und Handeln. Dazu gehört, sich bewusst zu machen, wie viel man sich aufladen (»aufhalsen«) kann, ohne sich zu überfordern und auf Dauer zu schaden, und sich frei zu machen von eigenen oder von außen kommenden überhöhten Ansprüchen oder Ängsten. Sonst drohen Nackenverspannungen und -schmerzen, Bewegungseinschränkungen des Kopfes und Kopfschmerzen.

» Spüren Sie in sich hinein – ab wann lade ich mir zu viel auf? – und ziehen Sie rechtzeitig die Notbremse. Setzen Sie Prioritäten und lernen Sie, auch einmal Nein zu sagen.

» Machen Sie sich bewusst, dass es nicht Ihre Aufgabe im Leben ist, die Ansprüche anderer zu erfüllen – wohl aber für sich und Ihre Gesundheit zu sorgen. Was ist Ihnen wirklich wichtig?

» Gönnen Sie sich regelmäßig Ruhepausen, in denen Sie sich entspannen.

» Betrachten Sie sich und Ihre Lebenssituation immer mal wieder von »außen« und nehmen Sie dabei einen neuen Standpunkt ein.

» Gerade angesichts von immer wiederkehrenden gleichen Problemen: Probieren Sie einmal neue, ungewohnte Verhaltensmuster aus.

» Wenn Sie unter Ängsten leiden: Stellen Sie sich Ihnen.

» Schrauben Sie Ihre Erwartungen an sich selbst nicht zu hoch. Nobody is perfect. Loslassen ist das Zauberwort.

Beginnen wir damit, dass wir ein Verständnis für die wahren Quellen des Glücks entwickeln, damit diese hinfort als Fundament für die Prioritäten unseres Lebens dienen können.

DER XIV. DALAI LAMA

SCHULTERN
Verantwortung

ANATOMIE

Das Schultergelenk ist das beweglichste Kugelgelenk
des Körpers, es besteht aus einem Haupt- und mehreren
Nebengelenken. Aufgrund seines großen Bewegungsumfangs
ist es verhältnismäßig verletzungsanfällig.

REDEWENDUNGEN

Etwas auf die leichte Schulter nehmen.
Jemandem die kalte Schulter zeigen.
Eine Last auf den Schultern tragen.

AFFIRMATION

Mir wurde eine schwere Last von den Schultern genommen.

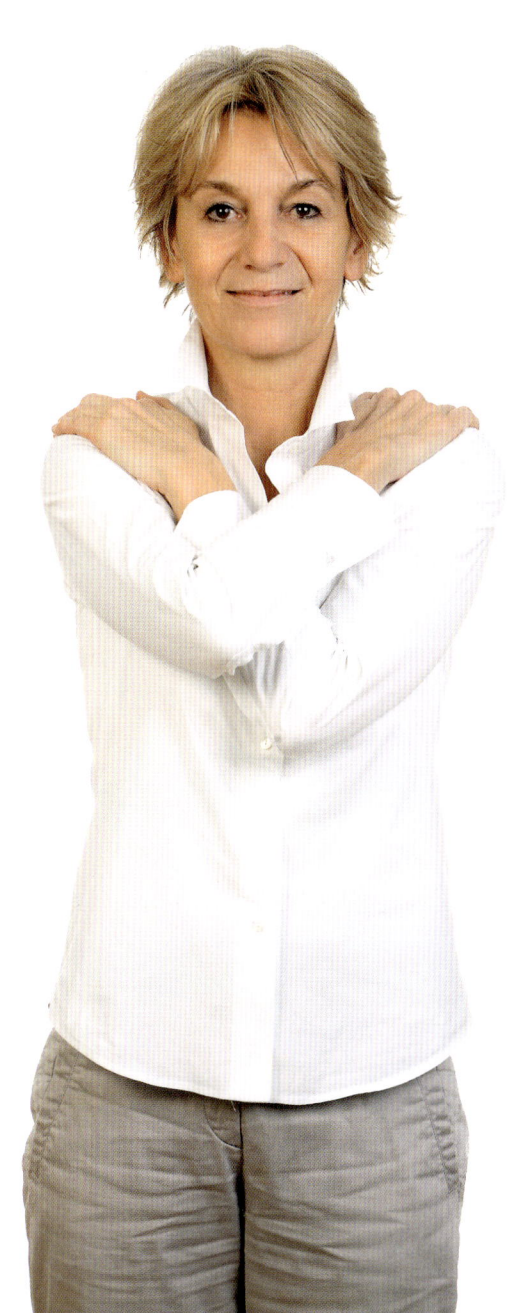

IN VERBINDUNG KOMMEN/
SPÜREN, WAS IST

Legen Sie sich eine oder beide Hände auf die Schulter(n) und fragen Sie sich:

- » Sind meine Schultern frei und beweglich oder gibt es Schmerzen und Einschränkungen?
- » Liegt mir eine Last auf den Schultern?
- » Habe ich das Gefühl, zu viel schultern (ein verantwortungsvoller Job, die Familie), immer alles alleine machen zu müssen?
- » Neige ich möglicherweise dazu, tiefer liegende Probleme oder Ängste zu verdrängen, indem ich versuche, die ganze Welt auf meinen Schultern zu tragen?

WOFÜR DIE SCHULTERN
AUF SEELISCHER EBENE STEHEN

Psychosomatische Schulterbeschwerden sind häufig ein Ausdruck von Überlastung, Überforderung. Wer zusätzlich zu seinen eigenen Aufgaben ständig die von anderen Leuten mit übernimmt und immer meint, alles selbst machen zu müssen, mutet sich auf Dauer zwangsläufig zu viel zu.

» Unterscheiden Sie zwischen Dingen, für die Sie tatsächlich die Verantwortung tragen, und solchen, die im Verantwortungsbereich anderer liegen. Was können nur Sie selbst erledigen – und was könnte auch jemand anderer machen?

» Lernen Sie, auch mal Arbeiten zu delegieren – oder andere um Unterstützung zu bitten, wenn es zu viel wird.

» Machen Sie sich Ihre Aufgaben so leicht wie möglich. Und wenn etwas getan ist, gönnen Sie sich eine Pause und genießen das Gefühl, dass wieder eine Last von Ihren Schultern abgefallen ist.

» Lassen Sie bewusst los, was Sie nicht ändern können.

Loslassen bedeutet, das Leben als Leben zu akzeptieren – als etwas nicht Greifbares, als etwas Freies, Spontanes und Grenzenloses.

AUS DER ZEN-LEHRE

BRONCHIEN, BRUST

Druck

ANATOMIE

Die Bronchien bestehen aus zwei Hauptästen,
die sich von der Luftröhre aus in die beiden Lungenflügel
und dort weiter in viele kleine Äste verzweigen.

REDEWENDUNGEN

Mir liegt etwas auf der Seele.
Ein Gewicht auf der Brust fühlen.

AFFIRMATIONEN

Ich fühle mich leicht und frei.
Ich vertraue mir, anderen und dem Leben allgemein.

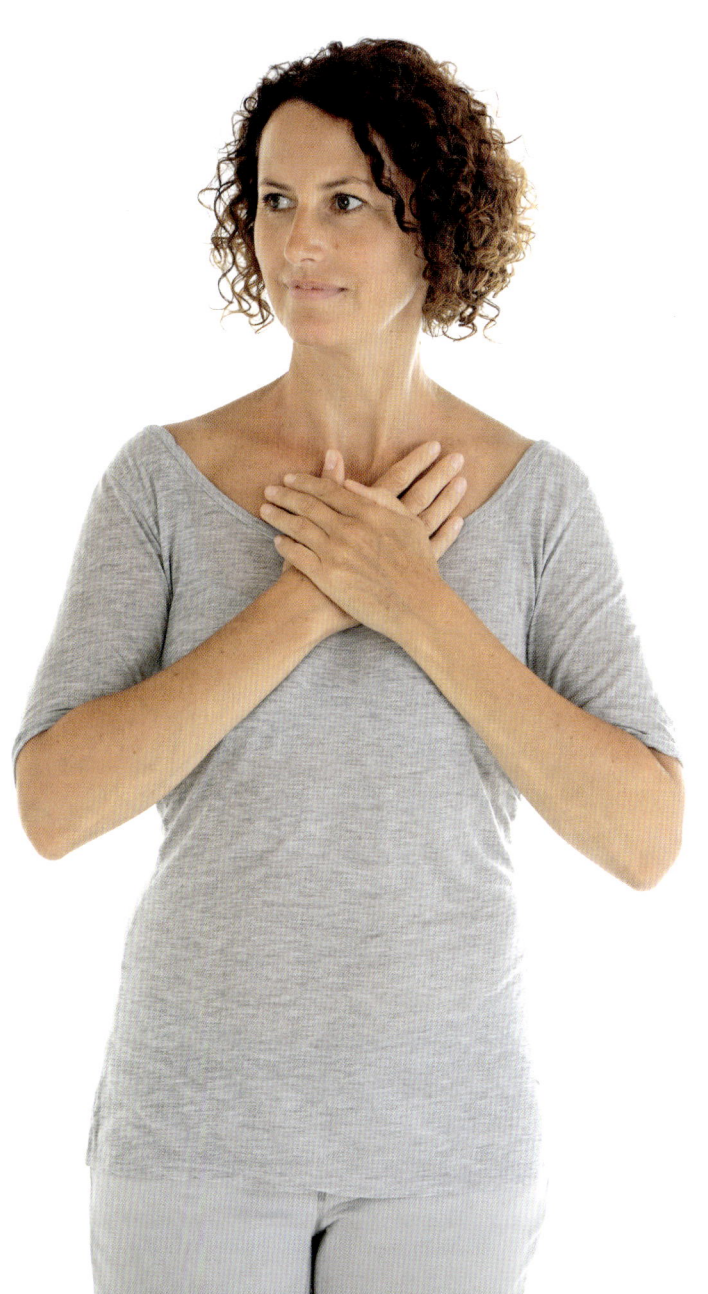

IN VERBINDUNG KOMMEN/
SPÜREN, WAS IST

Spreizen Sie Daumen und Zeigefinger einer Hand maximal und legen sie so – vom Herzen kommend – mittig unter den Hals, dass der Zeigefinger auf dem einen Schlüsselbein und der Daumen auf dem anderen Schlüsselbein liegt. Jetzt befindet sich die Handfläche genau über den Bronchien. Wenn Sie mögen, legen Sie Ihre andere Hand darüber. Nun spüren Sie in Ihre Bronchien hinein und fragen Sie sich:

» Ist da ein unangenehmer Druck auf meiner Brust?
» Gehe ich oft mit gebeugtem Rücken durchs Leben, um meine Brust zu schützen?
» Ist die Außenwelt gerade »zu viel« für mich?
» Liegt mir etwas auf der Seele?
» Habe ich das Gefühl, von etwas/jemandem erdrückt zu werden?
» Versuche ich mich zu schützen, indem ich meine Brust verschließe?

WOFÜR DIE BRONCHIEN/BRUST
AUF SEELISCHER EBENE STEHEN

Sind die Bronchien »zu«, muss man abhusten – auf psychischer Ebene heißt das: seine Meinung äußern, sich mitteilen,

über Probleme reden (in der Familie ebenso wie im berufli-
chen Umfeld). In den Bronchien sitzt aber auch die Traurig-
keit darüber, mit der Außenwelt nicht fertigzuwerden.

WAS KANN ICH TUN?

» Versuchen Sie es einmal mit dieser kleinen Übung:
Ziehen Sie sich zurück und gehen Sie in die Ruhe.
Richten Sie sich auf, legen Sie die Hand auf Ihre Brust und
atmen Sie tief in Ihr Inneres ein. Atmen Sie bewusst aus
und lassen Sie dabei allen Druck und alles Negative aus
sich hinausfließen.
Öffnen Sie mit der Einatmung Ihre Brust und spüren Sie
Ihre Energie, Ihre Kraft, Ihre Seele – Ihre Lebensenergie.
Fühlen Sie die Wärme unter Ihrer Hand?
Sie können nun wieder aufrecht und mit geradem Rücken
durchs Leben gehen und die Welt umarmen!

Wage den Sprung in die gefährliche Strömung des Flus-
ses, in die Zivilisation. Fliehe nicht, und flüchte nicht in
die Berge. Ziehe dich zurück, aber bleib in der Lage, zu
den anderen zurückzukehren.

MEISTER TAISEN DESHIMARU

HERZ

Freudlosigkeit, Herzschmerz

ANATOMIE

Das Herz liegt zu zwei Dritteln auf der linken und zu einem Drittel auf der rechten Seite des Brustkorbes in dem Raum zwischen den beiden Lungenflügeln. Oberhalb des Herzens befindet sich die Luftröhre, unterhalb das Zwerchfell.

REDEWENDUNGEN

Etwas mit ganzem Herzen tun.
Jemandem das Herz brechen.
Herzlos handeln.

AFFIRMATION

Mir geht vor lauter Freude das Herz auf.

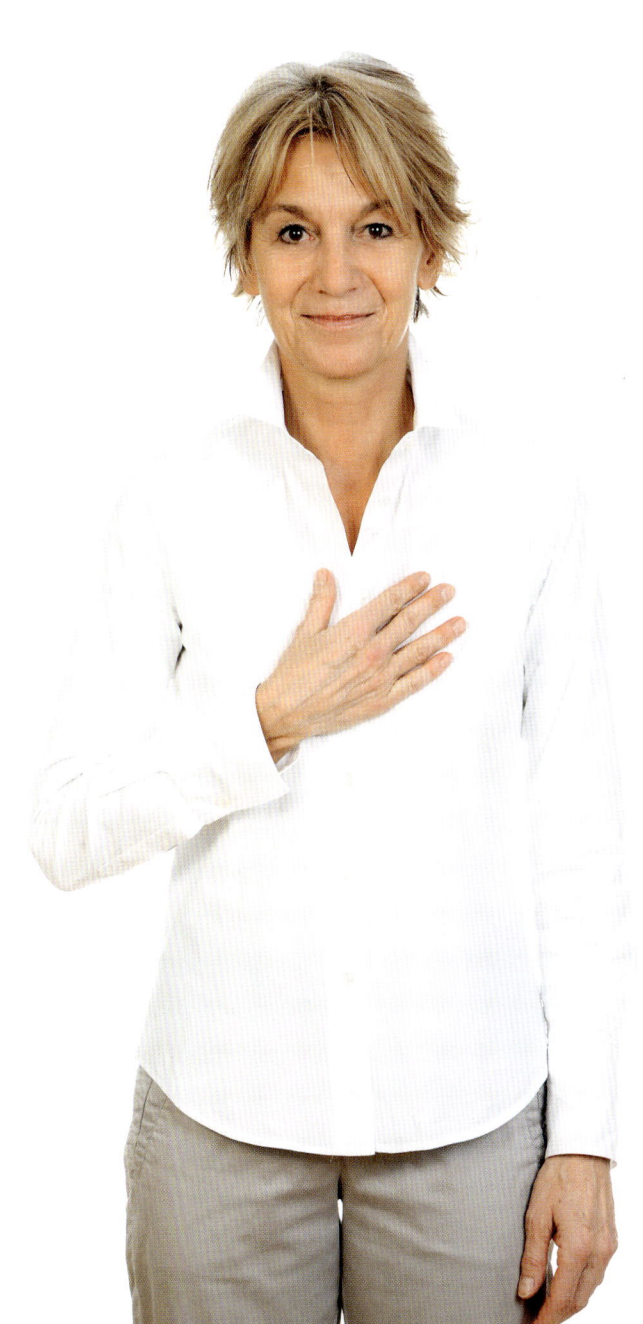

IN VERBINDUNG KOMMEN/
SPÜREN, WAS IST

Legen Sie Ihre Hand auf Ihr Herz, fühlen Sie in Ihr Herz hinein und fragen Sie sich:

» Schlägt mein Herz für mein Gefühl zu schnell oder zu langsam?
» Ist es aus dem Rhythmus geraten?
» Gibt es einen Rhythmus, dem ich mich nicht anpassen oder den ich nicht beibehalten kann?
» Hat mich jemand enttäuscht?
» Gibt es Menschen/Dinge in meiner Umgebung, die nicht gut für mich sind?
» Lasse ich Freude in mein Herz?
» Kann ich mich selbst achten und lieben?

WOFÜR DAS HERZ
AUF SEELISCHER EBENE STEHT

Die Aufgabe des Herzens ist es, den gesamten Körper mit sauerstoff- und nährstoffreichem Blut zu versorgen, bis in die letzte Zelle hinein. Auf seelischer Ebene steht es für die Liebe, die ultimative Lebenskraft und -freude. Daher kann ein Mangel an Freude zu Herzproblemen führen.

WAS KANN ICH TUN?

» Schenken Sie Ihrem Herzen jeden Tag Freude – es wird Ihnen dafür danken.
» Spüren Sie regelmäßig in Ihr Herz hinein – durch Rückzug und Meditation.
» Schenken Sie Ihrem Herzen die Energie der Freude, des Vertrauens, der Dankbarkeit, der Liebe, um die negative Energie der Angst aufzulösen.
» Nehmen Sie die Weite und Wärme Ihres Herzens wahr.
» Lösen Sie sich aus Gedankenschleifen in Ihrem Kopf und gehen Sie über Ihr Herz in den Bauch, um zu spüren, wie es Ihnen geht.
» Lernen Sie, wieder auf Ihr »Herz« zu hören und ihm zu vertrauen. Sprechen und handeln Sie mit dem Herzen und aus dem Herzen heraus.

Der wahre Mut ist die Frucht der Zärtlichkeit. Er überkommt uns, wenn wir der Welt gestatten, unser Herz zu streifen – unser Herz, das so schön und so nackt ist. Wir sind dann bereit, uns zu öffnen, ohne Rückhalt und ohne Scheu, und uns der Welt zu stellen ... Wir sind dann bereit, unser Herz mit anderen zu teilen.

CHÖGYAM TRUNGPA

LUNGE

Enge

ANATOMIE

Die Lunge besteht aus einem rechten und einem
linken Flügel. Sie füllt fast den gesamten Brustkorb aus.
Nach unten wird die Lunge vom Zwerchfell begrenzt;
zwischen den beiden Lungenflügeln befinden sich das Herz,
die Luftröhre und die Speiseröhre.

REDEWENDUNGEN

Etwas schnürt mir den Atem ab.
Da bleibt mir die Luft weg.

AFFIRMATION

Freude, Begeisterung, Frohsinn und Glück
bestimmen mein Leben!

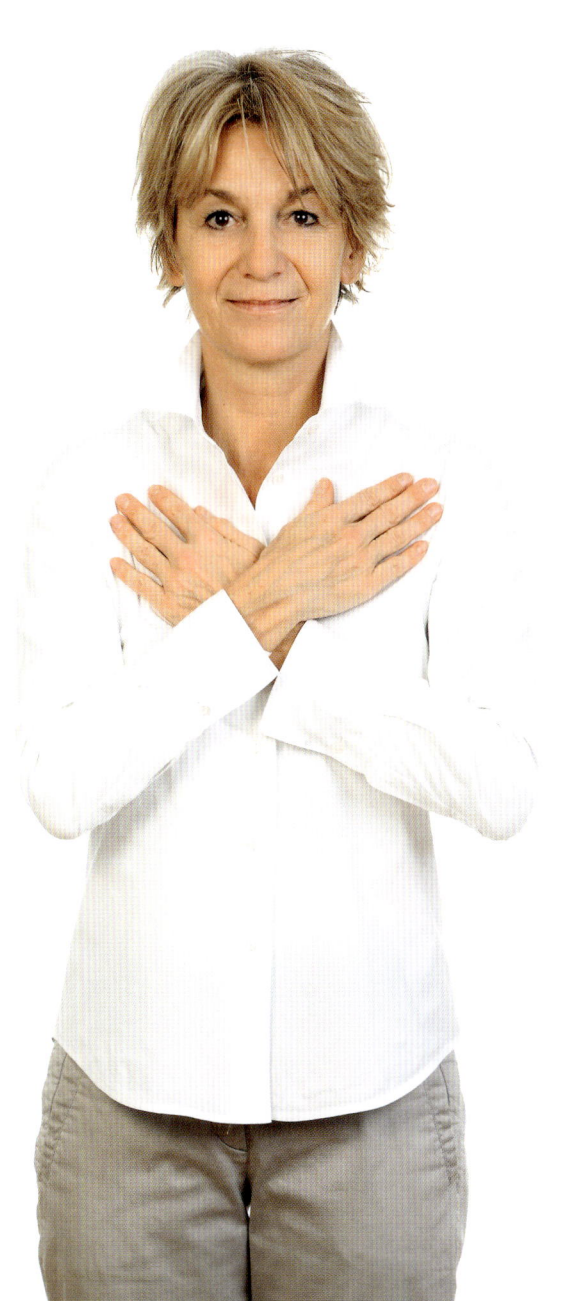

IN VERBINDUNG KOMMEN/
SPÜREN, WAS IST

Legen Sie Ihre Hand/Hände auf einen oder beide Lungenflügel, spüren Sie in Ihre Lunge hinein und fragen Sie sich:

» Atme ich tief ein - bis in den Bauch hinein - oder nur bis
  in den Brustkorb?
» Ist meine Atmung tief und regelmäßig oder eher flach und
  unregelmäßig?
» Spüre ich ein Engegefühl in der Brust?
» In welchen Situationen fällt mir das Atmen schwer, bleibt
  mir die Luft weg?
» Muss ich oft seufzen?
» Welche inneren und/oder äußeren Umstände engen mich
  ein?

WOFÜR DIE LUNGE
AUF SEELISCHER EBENE STEHT

Die Lunge ist unser Organ für die Atmung und damit für den
Energieaustausch mit unserer Umwelt. Sie verkörpert unser
Bedürfnis nach Raum und Freiheit, nach Weite. Atmen ist die
Fähigkeit, das Leben in sich aufzunehmen und es zu befür-
worten. Mit dem sogenannten Geburtsschrei füllt sich die
Lunge erstmals, und wir treten ins Leben. Die Lunge ist mit

unserem »inneren Kind« verbunden, das heißt mit unseren »Erinnerungen«. Bleibt uns immer in bestimmten Situationen der Atem weg, so haben wir eine entsprechende Situation in unserer Vergangenheit nicht verarbeitet. Aber auch die Trauer, wenn wir einen wichtigen Teil unseres Lebens verlieren, hat ihre körperliche Entsprechung in unserer Lunge und drückt sich zum Beispiel in häufigem Seufzen aus. Sehr tiefe und lang anhaltende Trauer kann unserer Lunge schaden.

WAS KANN ICH TUN?

» Lernen Sie, wieder richtig zu atmen – tief und nicht nur bis in den Brustkorb, sondern bis in den Bauch hinein. Am besten geht das in der Natur oder bei offenem Fenster.
» Nehmen Sie mit jedem Atemzug bewusst das Leben an und in sich auf – atmen Sie die Tiefe und Weite des Lebens ein und lassen Sie mit jedem Ausatmen alles Schwere, Traurige und Enge in Ihnen los.

Das Bewusstsein der Geschöpfe ist durch das Atemholen bedingt.

DSCHUANG DSI

LEBER

Wut, Energielosigkeit

ANATOMIE

Die Leber liegt unter dem Zwerchfell und besteht aus zwei Teilen: Der rechte Leberlappen liegt im rechten Oberbauch und ist teilweise mit dem Zwerchfell verwachsen; der linke Leberlappen ist kleiner und reicht bis in den linken Oberbauch. Beim Einatmen senkt sich die Leber, und dann lässt sie sich unterhalb des rechten Rippenbogens ertasten.

REDEWENDUNGEN

Ihm/ihr ist eine Laus über die Leber gelaufen.
Frei von der Leber weg sprechen.
Die beleidigte Leberwurst spielen.

AFFIRMATION

Ich begegne dem Leben mit Heiterkeit und Fröhlichkeit.

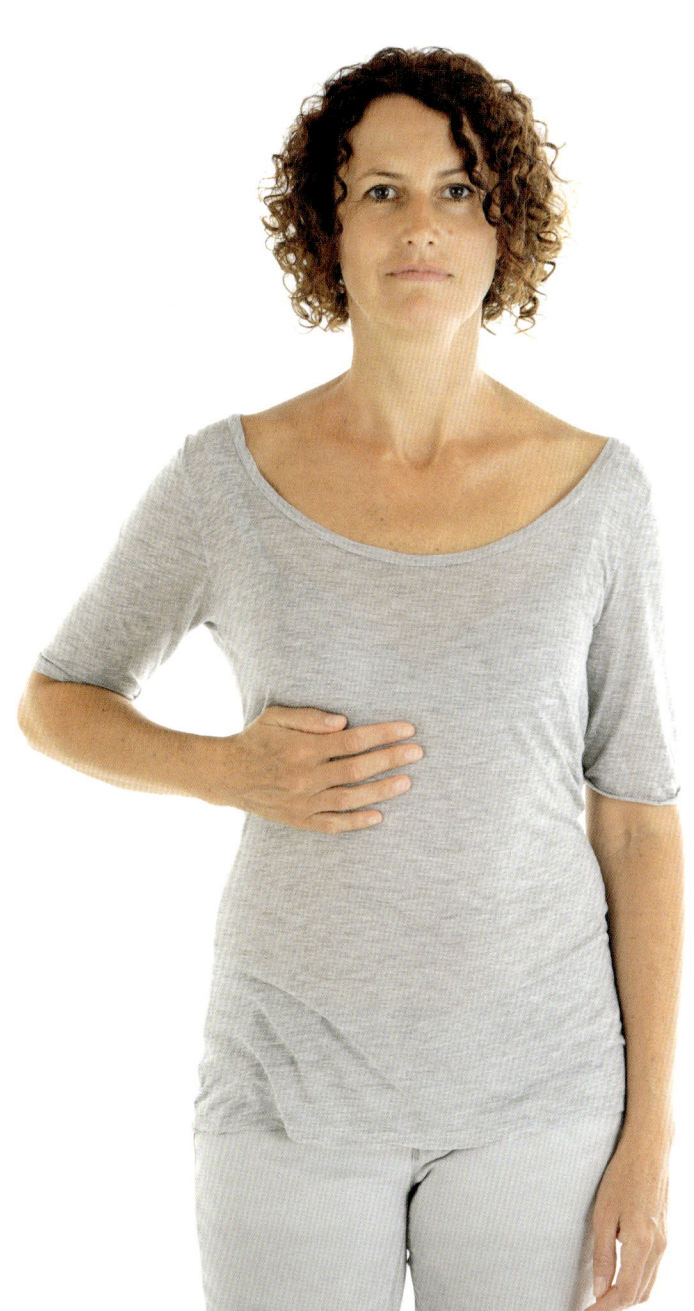

IN VERBINDUNG KOMMEN/
SPÜREN, WAS IST

Legen Sie eine Hand auf Ihre Leber (am besten auf den rechten Leberlappen unterhalb Ihres rechten Rippenbogens) und spüren Sie in sie hinein, während Sie sich die folgenden Fragen stellen:

» Fühle ich einen diffusen Druck in der Lebergegend?
» Bin ich oft wütend, zornig? Wenn ja, warum?
» Suche ich die Ursache dafür überwiegend im Verhalten meiner Mitmenschen?
» Habe ich das Gefühl, etwas Wichtiges im Leben verpasst zu haben?
» Oder habe ich im Gegenteil im Übermaß gelebt?
   Ist meine Leber überlastet, weil ich ihr in letzter Zeit zu viel zugemutet habe mit schlechter Ernährung, zu viel Alkohol, zu wenig Bewegung? Wann und wo genau bin ich ins Zuviel geraten?
» Habe ich das rechte Maß verloren – und damit meine Energie und Lebenslust?

WOFÜR DIE LEBER
AUF SEELISCHER EBENE STEHT

Die Leber ist unser größtes Entgiftungsorgan und kann sich als einziges Organ in wenigen Wochen komplett regenerieren.

Ebenso wie sie auf körperlicher Ebene alles filtert, was wir über die Nahrung zu uns nehmen, bewertet sie auf seelischer Ebene all unsere Gedanken und Ideen. Damit steht sie auch für unsere Anpassungsfähigkeit. Die Leber reagiert immer auf ein »Zuviel«. Ist sie überlastet, fühlen wir uns energie- und lustlos. Daher können auch innere Unruhe und Rastlosigkeit zu Leberproblemen führen.

WAS KANN ICH TUN?

» Wenn Sie wütend sind, machen Sie es sich bewusst, anstatt zu versuchen, dieses Gefühl zu verdrängen.
» Konzentrieren Sie sich auf Ihren Atem und lassen Sie Wut, Aggression, aber auch Verbitterung ganz bewusst mit jeder Ausatmung aus Ihrem Körper herausfließen.
» Setzen Sie sich mit ärgerlichen und/oder bitteren Ereignissen in Ihrem Leben bewusst auseinander und »verdauen Sie sie«.
» Achten Sie bei Ihrer Ernährung darauf, genügend basische Lebensmittel und Bitterstoffe aufzunehmen; damit unterstützen Sie die Entgiftungsfunktion Ihrer Leber auf der körperlichen Ebene.

Mein liebstes Hobby? Lachen.

DER XIV. DALAI LAMA

MILZ

Sich unwohl fühlen

ANATOMIE

Die Milz befindet sich im Oberbauch unterhalb
des Zwerchfells links hinter dem Magen und oberhalb
der linken Niere auf Höhe der 10. Rippe. In der Regel ist
sie nicht von außen zu ertasten.

REDEWENDUNG

Nicht in seiner Mitte sein.

AFFIRMATION

Ich fühle mich rundum wohl.

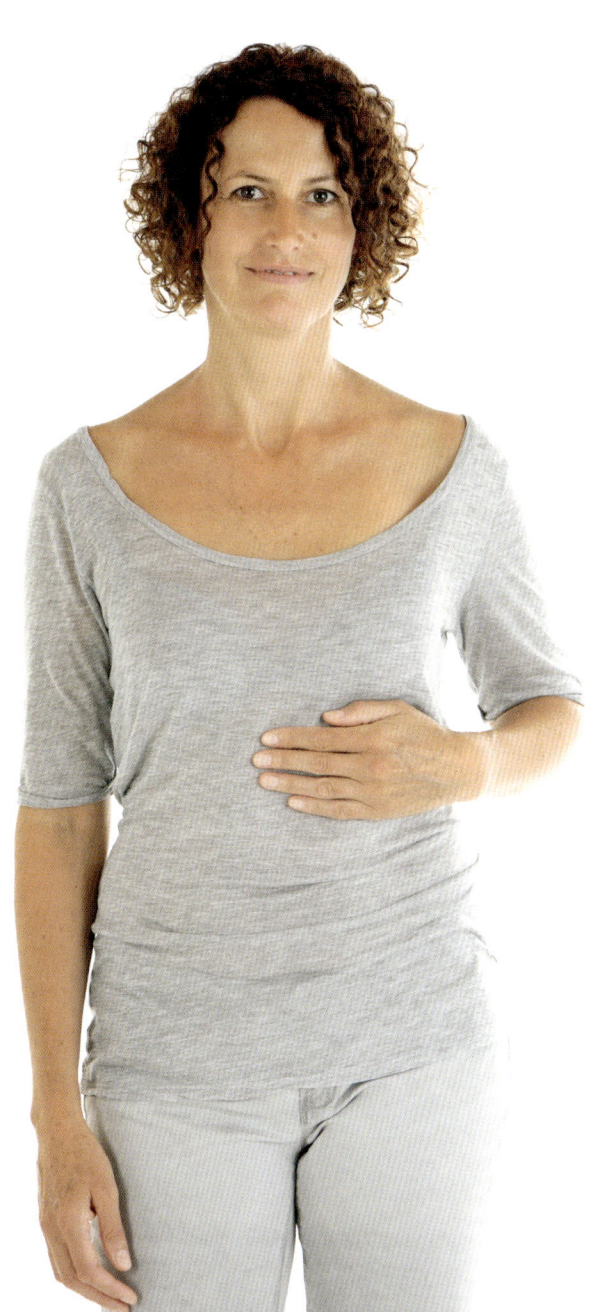

IN VERBINDUNG KOMMEN/
SPÜREN, WAS IST

Legen Sie Ihre Hand unterhalb Ihrer linken Brust auf den Oberkörper, spüren Sie in Ihre Milz hinein und denken Sie über folgende Fragen nach:

» Fühle ich mich häufig unwohl nach dem Essen?
» Habe ich Gelüste nach ungesundem Essen?
» Neige ich zu Übergewicht?
» Lenke ich mich während des Essens ob – mit Nachden-ken, Unterhaltungen, Fernsehen, Lesen?
» Bin ich oftmals melancholisch und furchtsam?
» Neige ich zu Hypochondrie, einer übersteigerten Angst vor Krankheiten?

WOFÜR DIE MILZ
AUF SEELISCHER EBENE STEHT

Die Milz ist unsere Kraft aus der Mitte des Körpers und liefert die Energie, die der Körper für den Verdauungsprozess benö-tigt. Außerdem baut sie überalterte Blutzellen ab und leistet einen wichtigen Beitrag für ein gesundes Immunsystem. Näh-ren und Stärken sind ihre Aufgaben, auch auf seelischer Ebe-ne, wo die Milz für die Verarbeitung heruntergeschluckter Gefühle wie Sorgen oder Unzufriedenheit steht. Ist sie in ihrer

Funktion, haben Ängste keinen Platz, wir fühlen uns gelassen und heiter, sind in unserer Mitte und im Gleichgewicht.

WAS KANN ICH TUN?

» Gewöhnen Sie sich an, immer mal wieder in Ihre Mitte zu spüren – was brauchen Sie jetzt gerade, um im Einklang mit sich selbst zu sein, sich rundum wohlzufühlen, heiter zu sein.
» Schenken Sie sich Wärme, Aufmerksamkeit, positive Energie, zum Beispiel mit einer leichten Massage.
» Sorgen Sie auch auf körperlicher Ebene gut für sich und Ihre Milz: mit regelmäßiger Bewegung und gesundem, möglichst gekochtem Essen mit wenig Zucker und ausreichend Bitterstoffen für eine gute Verdauung.

Nicht außerhalb, nur in sich selbst
soll man den Frieden suchen.
Wer die innere Stille gefunden hat,
der greift nach nichts,
und er verwirft auch nichts.

GAUTAMA BUDDHA

MAGEN

Angst, zu sich zu stehen

ANATOMIE

Der Magen liegt im linken und mittleren Oberbauch
direkt unter dem Zwerchfell.

REDEWENDUNGEN

Ein flaues/ungutes Gefühl in der Magengegend haben.
Etwas in sich hineinfressen.

AFFIRMATION

Ich fühle mich geschützt und entspannt.

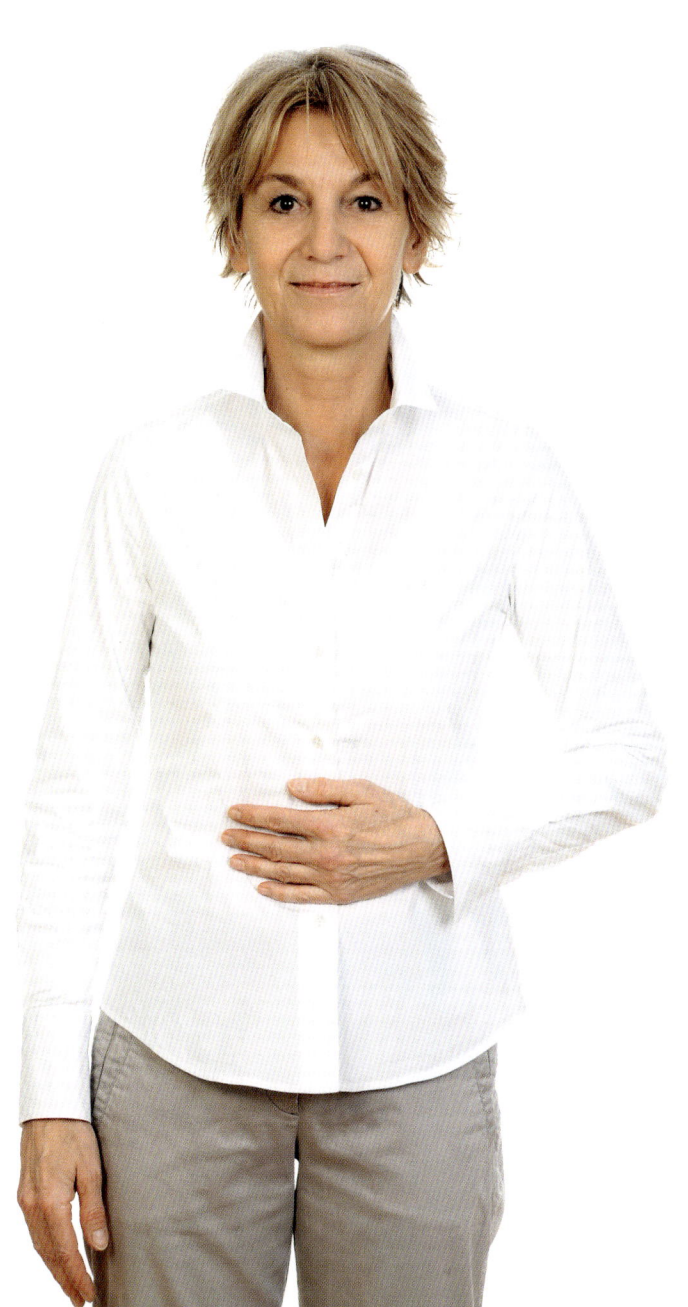

IN VERBINDUNG KOMMEN/
SPÜREN, WAS IST

Legen Sie Ihre Hand mittig oberhalb des Nabels auf Ihren
Bauch, und spüren Sie in Ihren Magen hinein. Fragen Sie sich:

» Muss ich oft aufstoßen?
» Habe ich häufig ein flaues Gefühl in der Magengegend?
» Fühle ich mich gestresst und überlastet?
» Drücke ich meine Wünsche und Bedürfnisse offen aus?
» Oder neige ich dazu, vieles unausgesprochen hinunter-
  zuschlucken? Wenn ja, was genau ist es?
» Habe ich gelernt, für alles alleine verantwortlich zu sein,
  und fühle mich dadurch einsam?
» Vertraue ich auf mein Bauchgefühl?

WOFÜR DER MAGEN
AUF SEELISCHER EBENE STEHT

Wenn der Magen rebelliert, stehen unsere Innenwelt und die
Außenwelt nicht im Einklang. Wir haben Erwartungen an das
Außen, die nicht erfüllt werden, oder Angst vor dem, was da
kommt. Der Magen ist nicht einverstanden mit dem, was da
von draußen kommt – sei es Nahrung oder ein emotionales
Thema –, und reagiert mit Abwehr, weigert sich zu verdauen.
Der dadurch entstehende Schmerz wiederum blockiert und

hindert uns daran, mit unseren Wünschen und Bedürfnissen in Berührung zu kommen – so entsteht nicht selten ein Teufelskreis aus Verdrängung und Magenbeschwerden.

WAS KANN ICH TUN?

» Hören Sie auf, Unangenehmes zu verdrängen bzw. runterzuschlucken. Werden Sie sich klar darüber, was Sie sich wünschen und brauchen, und drücken Sie es Ihrem Umfeld gegenüber aus.
» Schauen Sie sich besonders Ihre Ängste an: vor Veränderungen, der Zukunft … Werden Sie sich ihrer bewusst, nehmen Sie sie an – und gehen Sie durch sie hindurch. Wird die Angst nicht mehr verdrängt, können sich die Magennerven entspannen – und der Schmerz nachlassen.
» Und nicht zuletzt: Wer Sorgen hat, geht krumm. Wussten Sie, dass der Magennerv mit dem Brustknochen und dem Rückenmark verbunden ist? Gehen Sie also aufrecht durchs Leben, das stärkt nicht nur Ihr Selbstwertgefühl, sondern hilft auch dem Magen.

Mit dem Geist ist es wie mit dem Magen: Man kann ihm nur Dinge zumuten, die er verdauen kann.

WINSTON CHURCHILL

BAUCHSPEICHELDRÜSE

Die Süße des Lebens

ANATOMIE

Die Bauchspeicheldrüse liegt quer im Oberbauch,
direkt hinter dem Magen.

REDEWENDUNGEN

Das süße Leben genießen.
Süßholz raspeln.
Sich eine bittere Pille versüßen.

AFFIRMATION

Das Leben schmeckt süß.

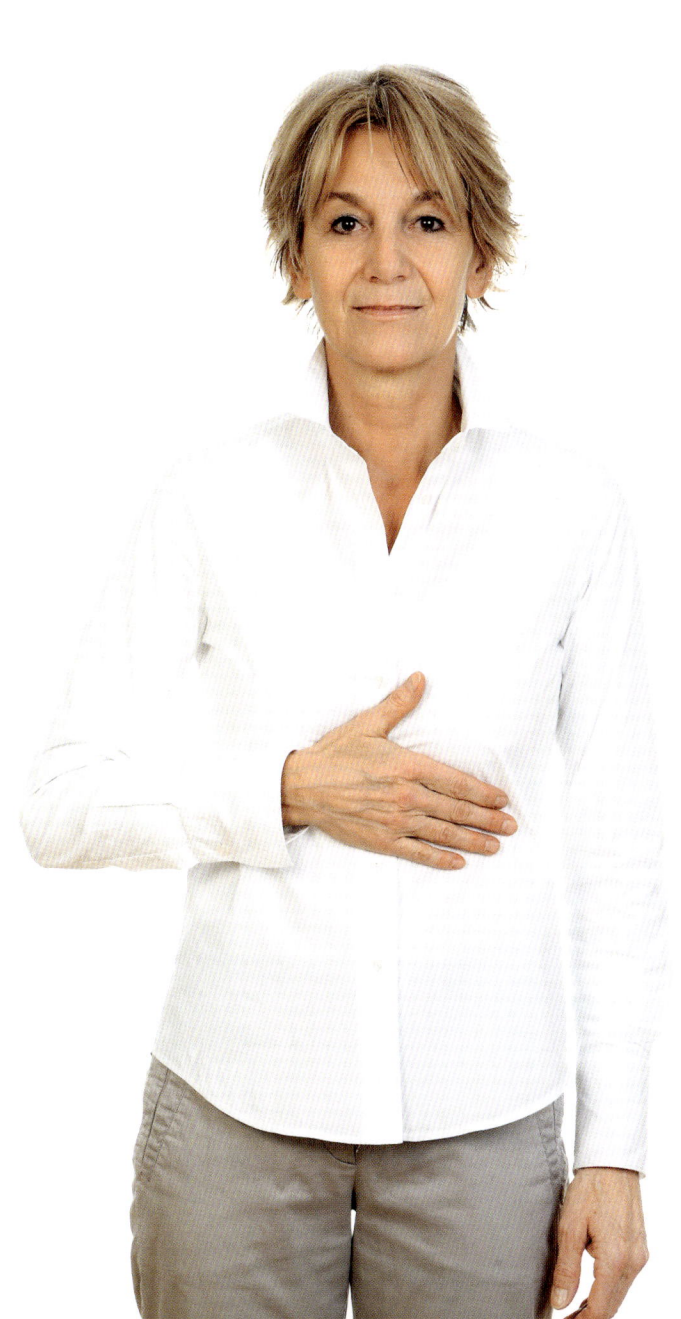

IN VERBINDUNG KOMMEN/
SPÜREN, WAS IST

Legen Sie Ihre Hand mittig unterhalb Ihrer linken Brust auf den Oberbauch und spüren in Ihre Bauchspeicheldrüse hinein, während Sie sich die folgenden Fragen stellen:

» Ernähre ich mich vorwiegend von Süßigkeiten und Fastfood?
» Habe ich Sehnsucht nach der Süße des Lebens – oder eher so ein »Na und, was soll's«-Gefühl?
» Fehlt mir die Leichtigkeit des Seins?
» Ist meine innere Harmonie ins Wanken geraten?

WOFÜR DIE BAUCHSPEICHELDRÜSE
AUF SEELISCHER EBENE STEHT

Die Bauchspeicheldrüse ist ein wichtiger Teil unseres Verdauungssystems. In ihr werden Erfahrungen und komplexe Emotionen verdaut und bewusst und unbewusst verarbeitet. So können unverarbeitete Erlebnisse zum Beispiel aus der Kindheit dazu führen, dass unsere innere Harmonie gestört ist und uns das Gefühl für die Süße des Lebens verloren geht. Stattdessen entwickeln wir dann meist einen Heißhunger auf Süßes von außen – in Form von in der Regel ungesundem Essen.

» Gestehen Sie sich Ihren Heißhunger auf das Leben ein.
» Nehmen Sie die schönen Dinge um sicher herum bewusst wahr.
» Schenken Sie sich freudige Erlebnisse wie Bewegung in der Natur, Musik oder was immer Sie glücklich macht.
» Lachen und freuen Sie sich so oft wie möglich.
» Gehen Sie in das Gefühl »glücklich sein«.

Jeder ist der Meister seines Schicksals; es ist an uns, die Ursachen des Glücks zu schaffen. Das liegt in unserer Verantwortung und nicht in der irgendeines anderen.

DER XIV. DALAI LAMA

DARM

Altes loslassen

ANATOMIE

Der Darm ist beim erwachsenen Menschen etwa
5,5 bis 7,5 Meter lang und hat eine Oberfläche von ungefähr
32 Quadratmetern. Er reicht vom Magenausgang
bis zum After und wird in drei Abschnitte unterteilt:
Dünndarm, Dickdarm und Mastdarm.

REDEWENDUNGEN

Das muss ich erst mal verdauen.
Aus dem Bauch heraus handeln.
Wut im Bauch haben.

AFFIRMATION

Ich nehme mich an, wie ich bin, entspanne mich
und lasse los.

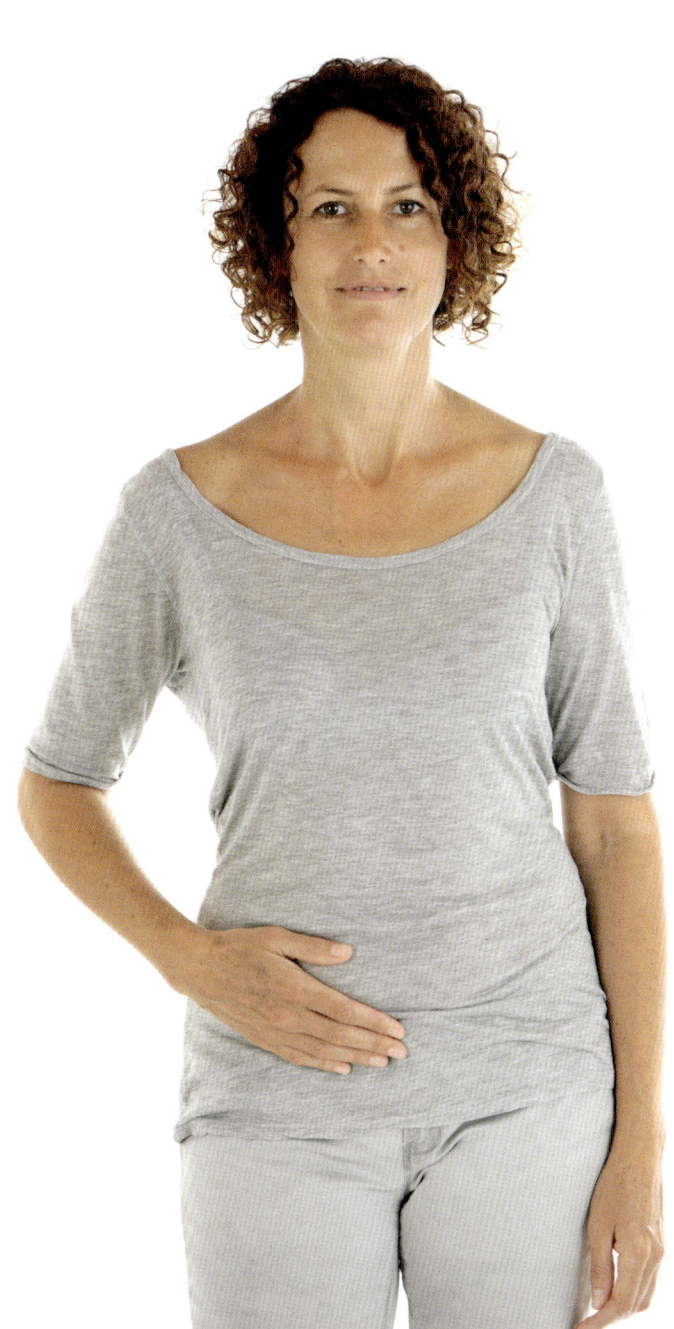

IN VERBINDUNG KOMMEN/
SPÜREN, WAS IST

Legen Sie die Kleinfingerseite Ihrer rechten Hand auf die Spitze Ihres rechten Beckenknochens, sodass die Fingerspitzen Richtung Schambein zeigen. Spüren Sie an dieser Stelle in sich hinein und stellen sich dabei folgende Fragen:

» Höre ich Bauchgeräusche?
» Habe ich viel Stress? Bin ich oftmals zu hastig und nehme mir zu wenig Zeit für die wichtigen Dinge des Lebens?
» Ernähre ich mich vorwiegend ungesund?
» Fällt es mir schwer, Wichtiges zu erkennen und von Unwichtigem zu unterscheiden?
» Neige ich dazu, Emotionen zurückzuhalten, behalte ich zu viel bei mir – auch materiell?

WOFÜR DER DARM
AUF SEELISCHER EBENE STEHT

Im Darm kommen alle »Reste« unserer körperlichen wie emotionalen und gedanklichen Nahrung an, und seine Aufgabe ist es, diese nach »verdaulich« und »unverdaulich« zu trennen – und dafür zu sorgen, dass alles, was definitiv unbrauchbar ist, ausgeschieden wird. Ein Zuviel an Schwer- und Unverdaulichem – unter anderem in Form von Stress und falscher Ernährung – belastet ihn stark; die Folge können Bauchschmerzen und Verdauungsstörungen wie beispielsweise Durchfall oder Verstopfung sein.

WAS KANN ICH TUN?

» Trennen Sie sich von allem Alten, das Sie nicht mehr brauchen, geben Sie es frei, indem Sie innerlich loslassen. Schaffen Sie Platz für Neues.
» Seien Sie geradeheraus anderen gegenüber; sagen Sie, was Ihnen gefällt und was nicht, was Sie brauchen/wollen/ wünschen und was nicht. Zeigen Sie Ihre Gefühle. Keine Sorge, Sie können dabei nur gewinnen.
» Bauen Sie negativen Stress ab und belohnen Sie sich mit positiven Erlebnissen.
» Nicht zuletzt: Bedanken Sie sich bei Ihrem Darm für seine geleistete Arbeit, seine zuverlässigen Dienste.

Loslassen bedeutet, das Leben als Leben zu akzeptieren – als etwas nicht Greifbares, als etwas Freies, Spontanes und Grenzenloses.

AUS DER ZEN-LEHRE

NIEREN

Angst, Stress, Schock

ANATOMIE

Die Nieren befinden sich oberhalb der Taille neben
der Wirbelsäule auf Höhe der 11. und 12. Rippe.

REDEWENDUNG

Das geht mir an die Nieren.

AFFIRMATION

Ich lebe in Verbundenheit, Sicherheit, Stabilität
und Harmonie.

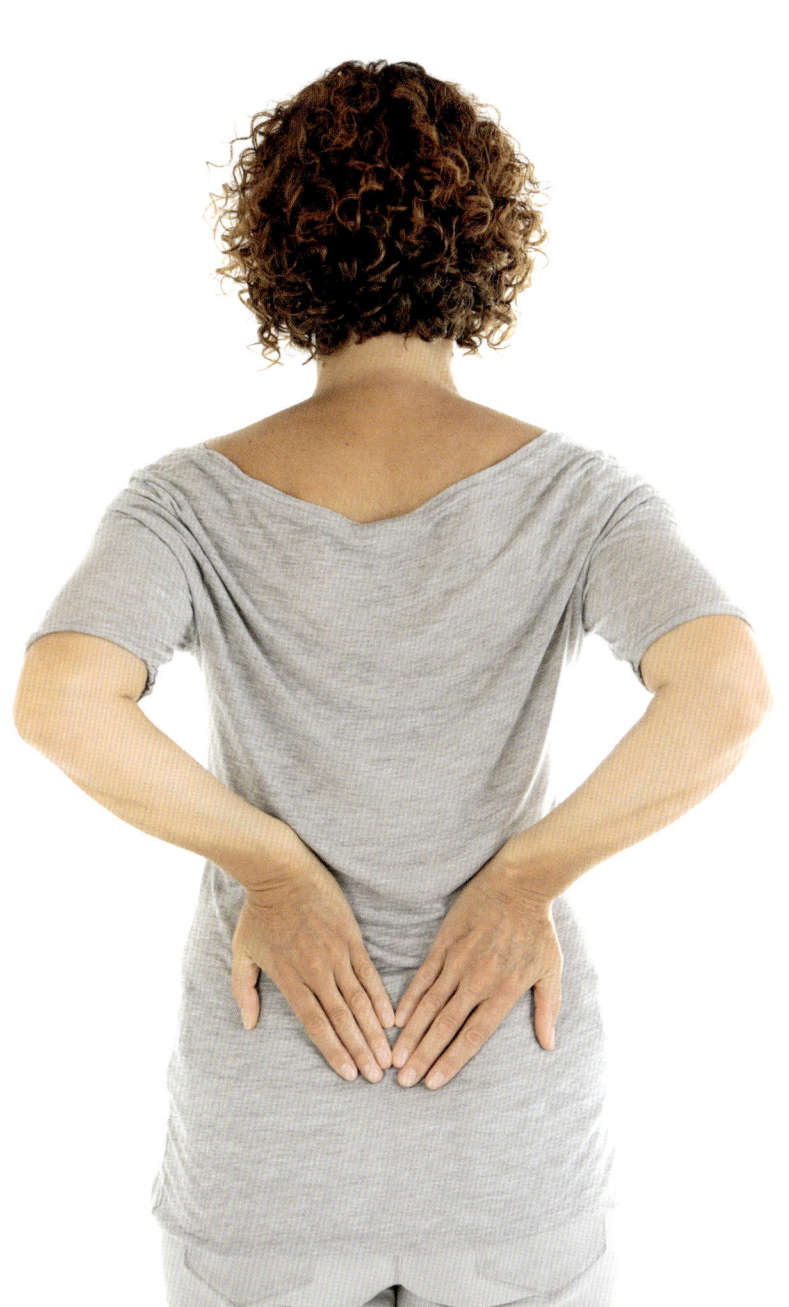

IN VERBINDUNG KOMMEN/
SPÜREN, WAS IST

Am besten ertasten Sie die Lage Ihrer Nieren, indem Sie die Hände mit den Handgelenken an Ihre Taille legen, sodass die Fingerspitzen sich über dem Kreuzbein treffen. Die Nieren befinden sich neben Ihren Daumenspitzen. Spüren Sie in Ihre Nieren hinein. Dabei fragen Sie sich:

» Wie geht es mir mit meinem Partner/meiner Partnerin und im zwischenmenschlichen Umgang allgemein?
» Habe ich Probleme, die ich lieber nicht angehen, nicht lösen möchte?

WOFÜR DIE NIEREN
AUF SEELISCHER EBENE STEHEN

Die Nieren sind das Filtersystem unseres Körpers, dessen Aufgabe es ist, Giftstoffe auszuscheiden. Als paariges Organ (jeder Mensch hat zwei) stehen die Nieren auf seelischer Ebene für Zweisamkeit und Partnerschaft. Ungelöste Konflikte, Enttäuschungen und unbefriedigte Bedürfnisse in diesem Bereich (seelische Gifte) können die Nierenfunktion behindern.

» Überlegen Sie: Was genau belastet mich in meinen Beziehungen und wo ist mein Anteil daran? Was lasse ich schleifen, wo schaue ich nicht hin? Bin ich beispielsweise verletzt und enttäuscht von meinem Partner/meiner Partnerin, weil er/sie meine Erwartungen nicht erfüllen kann?

» Sprechen Sie aus, was Sie sich wünschen. Erwarten Sie nicht, dass Ihr Gegenüber es Ihnen von den Augen abliest. Äußern Sie stattdessen mutig und offen, wie es in Ihnen aussieht, was Sie sich vom anderen erwarten, aber auch was Sie geben möchten.

» Genauso wichtig ist es, auch an sich selbst zu denken, sich selbst zu lieben und zu entdecken. Denn wenn Sie mit sich selbst glücklich sind, spiegelt sich das automatisch auch in Ihrer Beziehung zu anderen Menschen wider.

» Lassen Sie festgefahrene Anschauungen und Verhaltensweisen, die nicht mehr in Ihr jetziges Leben passen, los.

Das Ausmaß deines Glücks hängt ab vom Ausmaß der Freiheit in deinem Herzen.

THICH NHAT HANH

BLASE

Druck, Angst

ANATOMIE

Die Harnblase liegt im kleinen Becken,
hinter den Schambeinen und der Schambeinfuge.

REDEWENDUNGEN

Sich vor Angst in die Hosen machen.
Sich verpissen.

AFFIRMATION

Ich fühle totale Entspannung und Leichtigkeit.

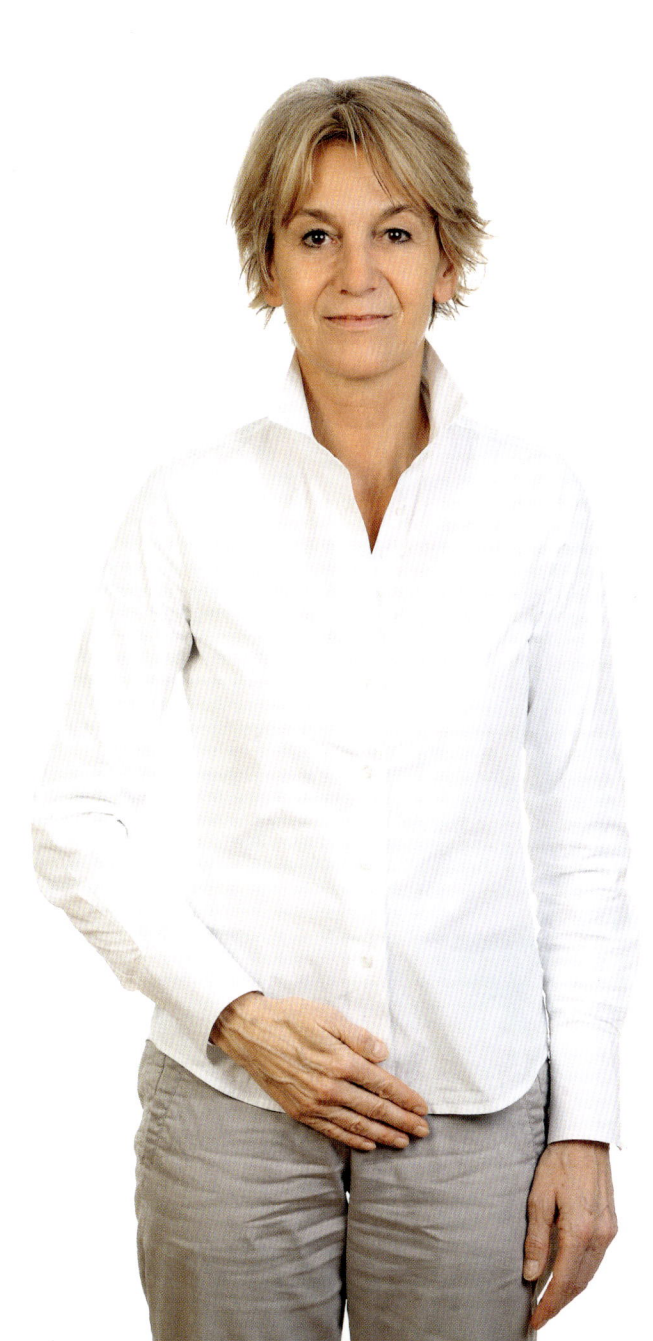

IN VERBINDUNG KOMMEN/ SPÜREN, WAS IST

Legen Sie die Hand auf die Mitte Ihres Unterbauches, spüren Sie in Ihre Blase hinein und fragen Sie sich:

» Bin ich ständig von Erwartungsängsten und einer sorgenvollen Unruhe erfüllt?
» Habe ich Angst zu versagen?

WOFÜR DIE BLASE AUF SEELISCHER EBENE STEHT

Alle flüssigen Giftstoffe des Körpers werden über die Nieren und weiter über die Blase ausgeschieden. Die Blase ist ein Sammelbecken für alle Abfallstoffe, die von den Nieren kommen, bevor diese endgültig losgelassen und nach außen abgegeben werden. Ist die Blase in ihrer Funktion, ist sie das entspannteste Organ im Körper. Aber wenn wir unseren emotionalen Ballast (besonders ungelöste Ängste) auf psychischer Ebene nicht loslassen können, »drückt« er auf die Blase, und wir haben das unangenehme und nicht selten schmerzhafte Gefühl, dringend zu müssen, obwohl die Blase noch gar nicht voll ist.

WAS KANN ICH TUN?

» Entspannen Sie auf psychischer Ebene – lassen Sie sowohl Versagensängste als auch zu hochgeschraubte Erwartungen an sich selbst los.
» Gehen Sie ins Vertrauen: Vertrauen Sie sich selbst und darauf, dass alles seinen rechten Weg geht.
» Erleben Sie, wie befreiend das Loslassen sein kann.
» Haben Sie den Mut, geheime Wünsche und Sehnsüchte zu leben.

Willst du glücklich sein oder willst du glücklich wirken?
Wenn die Welt dir sagt, was du tun sollst, um glücklich zu sein, beachte es nicht.
Sei wahrhaftig dir selbst gegenüber und finde heraus, was du wirklich willst.

HAEMIN SUNIM

GEBÄRMUTTER

Weiblichkeit, Sinnlichkeit

ANATOMIE

Die Gebärmutter liegt im kleinen Becken
zwischen Harnblase und Mastdarm, etwa eine Handbreit
unter dem Bauchnabel.

REDEWENDUNG

Das war eine schwere Geburt.

AFFIRMATION

Ich spüre meine Weiblichkeit.

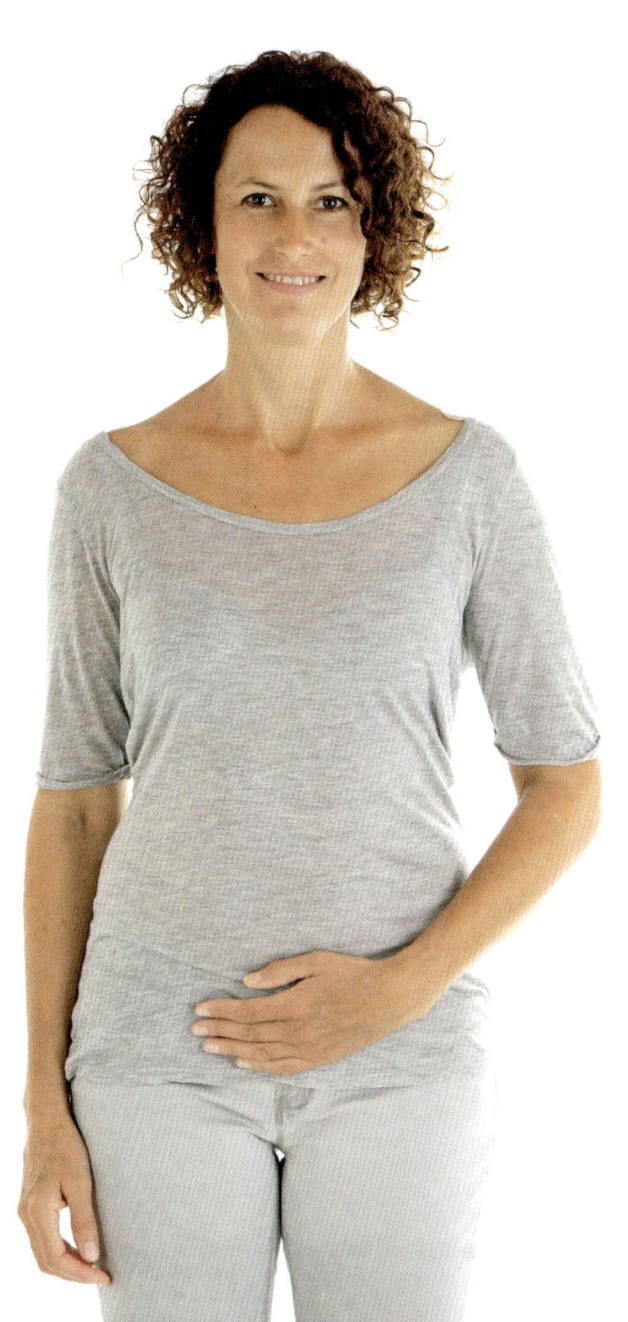

IN VERBINDUNG KOMMEN/
SPÜREN, WAS IST

Legen Sie eine oder beide Hände auf Ihren Unterleib und spüren Sie in Ihre Gebärmutter hinein. Fragen Sie sich:

» Wie entspannt ist dieser Körperbereich?
» Sind in meiner Gebärmutter viele negative Erfahrungen gespeichert?
» Lehne ich diesen Bereich von mir als Energiezentrum, als meine Lebensmitte ab?
» Lebe ich meine Weiblichkeit, meine Sinnlichkeit?

WOFÜR DIE GEBÄRMUTTER
AUF SEELISCHER EBENE STEHT

Die Gebärmutter ist der Ort, das Zentrum im weiblichen Körper, in dem neues Leben heranwächst, aus dem alles Leben kommt! Das macht sie zu dem lebendigen Energiefeld einer Frau. Ihre Gebärmutter zu entdecken ist eine wichtige Heilreise für jede Frau. Verletzungen dieses weiblichen Zentrums auf körperlicher wie seelischer Ebene, beispielsweise durch unachtsame Geschlechtspartner und mangelnden Respekt der Frau gegenüber, können zu Verspannungen, Verkrampfungen und Entzündungen des Unterleibs führen.

WAS KANN ICH TUN?

» Begeben Sie sich auf die Heilreise zu Ihrer Gebärmutter:
  Nehmen Sie die Gebärmutter an als das, was sie ist – der
  Ursprung des Lebens –, und verbinden Sie sich mit dieser
  Quelle des Seins.
» Stellen Sie sich vor Ihrem inneren Auge vor, wie alle
  negativen Energien, zum Beispiel aus unschönen Erleb-
  nissen in der Vergangenheit, aus Ihrer Gebärmutter
  hinausfließen.
» Spüren Sie sich als Frau, fühlen Sie Ihre Weiblichkeit, Ihre
  Sinnlichkeit.
» Seien Sie sich bewusst, dass Ihr Körper weiß, was Sie
  denken. Also denken Sie: Ich bin schön, begehrenswert ...

Wir sind die Heldinnen unserer eigenen Geschichte.

MARY MCCARTHY

KREUZBEIN
Stabiles Fundament

ANATOMIE

Das Kreuzbein, auch »der heilige Knochen« genannt,
besteht aus fünf Wirbeln, die im Lauf des Lebens zu einem
unbeweglichen Knochen verschmelzen, und stellt die
Verbindung zwischen Wirbelsäule und Becken dar.

REDEWENDUNG

Das bricht mir das Kreuz.

AFFIRMATION

Ich stehe auf einem stabilen und flexiblen Fundament.

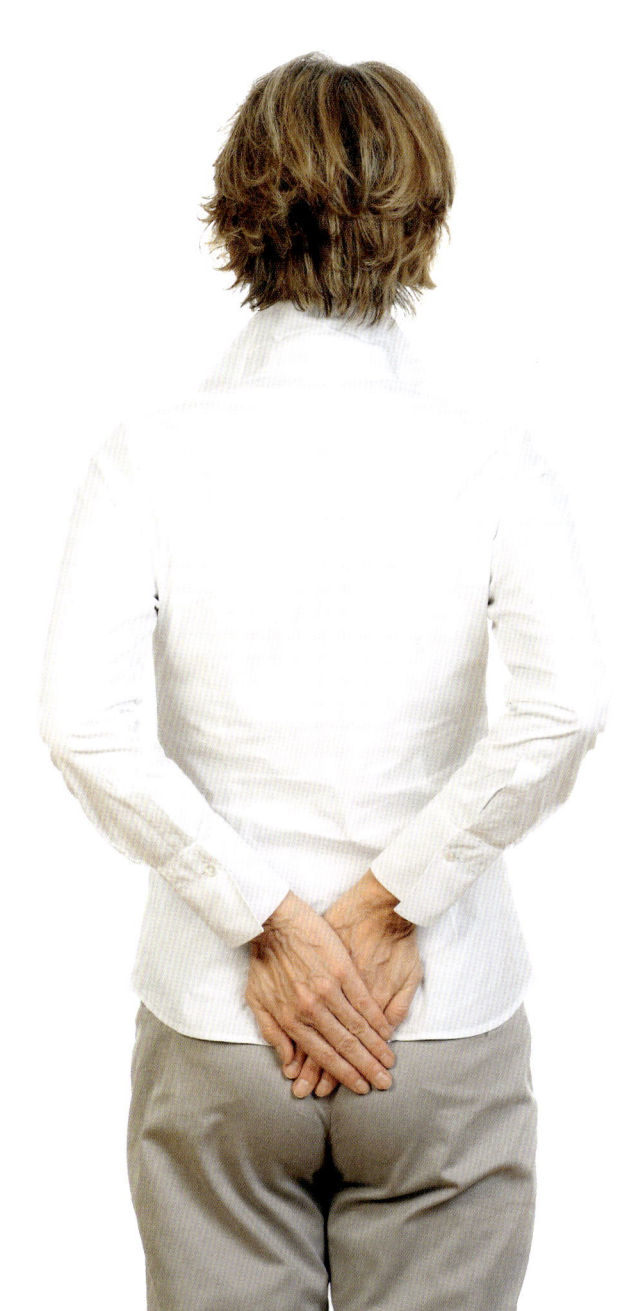

IN VERBINDUNG KOMMEN/
SPÜREN, WAS IST

Legen Sie eine oder beide Hände an Ihr Kreuzbein, fühlen Sie in es hinein und fragen Sie sich:

» Habe ich es »im Kreuz«?
» Bin ich beweglich – sowohl körperlich als auch geistig?
» Bewege ich mich in die richtige Richtung in meinem Leben?
» Stehe ich auf einem tragfähigen Fundament, kann ich auf mich bauen?

WOFÜR DAS KREUZBEIN
AUF SEELISCHER EBENE STEHT

Unser Rücken ist anatomisch darauf ausgerichtet, Lasten zu tragen. Während dies früher in erster Linie körperliche Lasten waren, sind es heute zumeist seelische. Ein Übermaß an Stress kann den Rücken überlasten – der sich mit Schmerzen äußert. Schmerzen in der Kreuzbeingegend sind oft mit den Themen Sicherheit (z.B. finanzielle Sicherheit, Existenzängste), Lebensenergie und Vitalität verbunden, mit unserem Fundament fürs Leben.

WAS KANN ICH TUN?

» Seien Sie achtsam Ihrem Körper gegenüber: Schon kleinste Veränderungen in der Körperhaltung können helfen, Schmerzen entgegenzuwirken.

» Stellen Sie sich ganz »bewusst« gerade hin – mit den Füßen auf der Erde und dem Kopf im Himmel – und beobachten Sie, wie sich jeder einzelne Wirbel Ihres Rückens aufrichtet und entspannt. Denken Sie an Ihr »Thema« und versuchen Sie, einen anderen Blickwinkel einzunehmen, die Perspektive zu ändern.

» Wenn sich Ihre Gedanken ändern, ändert sich auch Ihre Körperhaltung, und Ihr Rücken wird entlastet; Sie fühlen sich sicher und stabil.

Dieses Werkzeug, unser Körper, wird uns nur für eine kurze Zeit zur Verfügung gestellt: für dieses Leben.

DILGO KHYENTSE RINPOCHE

HÜFTGELENKE

Balance

ANATOMIE

Die Hüftgelenke sitzen in der Leiste rechts und links und bilden die bewegliche Verbindung zwischen Oberschenkel-knochen und Becken.

REDEWENDUNGEN

Die Arme in die Hüfte stemmen.
Aus der Hüfte schießen.

AFFIRMATION

Ich bin in Harmonie und in meinem
inneren Gleichgewicht.

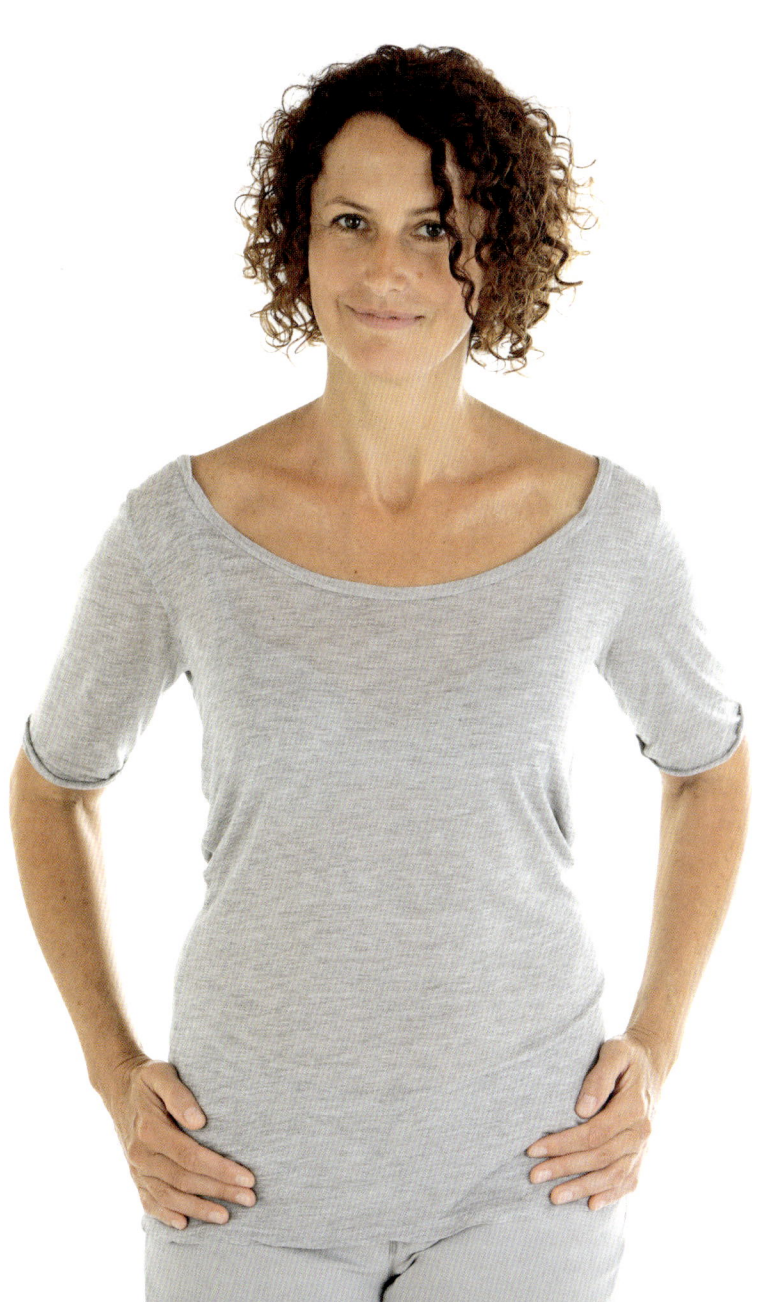

IN VERBINDUNG KOMMEN/
SPÜREN, WAS IST

Legen Sie die Hände auf Ihre Hüftgelenke, spüren Sie in diese hinein und fragen Sie sich:

» Befinde ich mich im Gleichgewicht oder bin ich aus der Balance geraten?
» Fällt es mir schwer, vorwärtszukommen – trete ich auf der Stelle? Wenn ja, warum?
» Habe ich Angst vor der Zukunft; Angst, auf eigenen Beinen zu stehen; Angst, Entscheidungen zu treffen?

WOFÜR DIE HÜFTGELENKE
AUF SEELISCHER EBENE STEHEN

Mithilfe der Hüftgelenke halten wir unser Gleichgewicht – auch auf psychischer Ebene. Daher können einschneidende Erlebnisse, wie zum Beispiel der Verlust des Partners, die eine Umstrukturierung des bisherigen Lebens erforderlich machen und uns erst mal »aus dem Gleichgewicht bringen«, sich körperlich in Hüftgelenksproblemen äußern. Aber auch alltägliche Schwierigkeiten, an die wir uns aus Angst vor Entscheidungen und vor der Zukunft nicht herantrauen, können sich auf der Ebene der Hüftgelenke manifestieren.

WAS KANN ICH TUN?

» Machen Sie sich klar, an welcher Stelle Sie Entscheidungen treffen, neue Weichen stellen müssen, um Ihr inneres Gleichgewicht wiederherzustellen.
» Stellen Sie sich hin – mit beiden Beinen fest auf der Erde – und gehen Sie vertrauensvoll voran. Hören Sie auf Ihr Bauchgefühl. Sie sind stark.
» Machen Sie sich bewusst: Hier in der Hüfte entfaltet sich Ihre Kreativität. Hier liegen Ihre Beweglichkeit und Ihre Zukunft.
» Gehen Sie mit Mut und Freude in die Zukunft. Sie finden den Weg.

> Wenn wir eine große Enttäuschung erleben, so wissen wir nicht, ob das das Ende der Geschichte ist. Es kann genauso gut der Anfang eines großen Abenteuers sein.
>
> PEMA CHÖDRÖN

KNIE

Innere Klarheit

ANATOMIE

Das Kniegelenk dient als bewegliches Bindeglied zwischen
Oberschenkelknochen und Schienbein.

REDEWENDUNGEN

Sich (nicht) in die Knie zwingen lassen.
Etwas durchstehen.

AFFIRMATION

Ich gehe beschwingt meinen Weg.

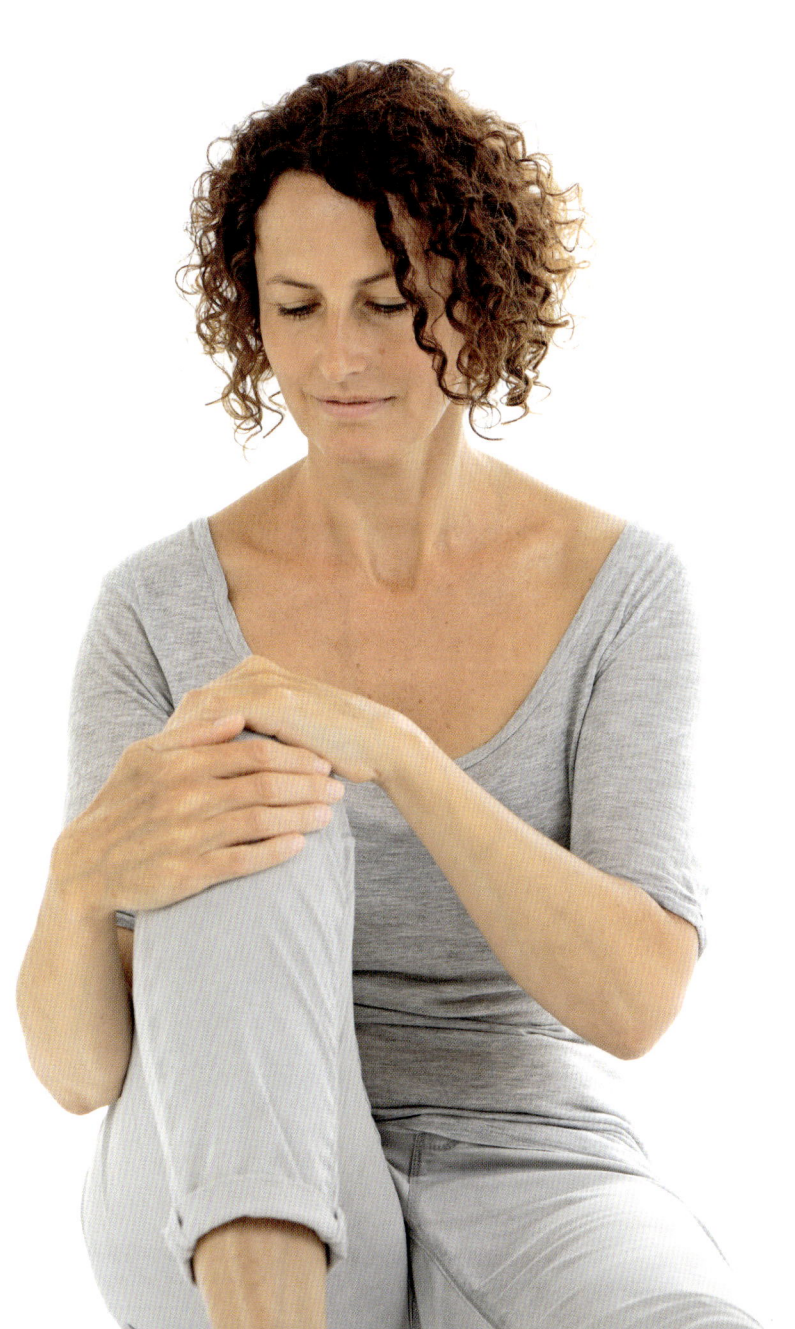

IN VERBINDUNG KOMMEN/
SPÜREN, WAS IST

Legen Sie jeweils eine oder beide Hände auf das/die Knie. Spüren Sie in das Gelenk/die Gelenke hinein und stellen Sie sich folgende Fragen:

» Wo stehe ich gerade und bin ich dort glücklich?
» In welche Richtung gehe ich/geht mein Leben?
» Habe ich mich klar für diese Richtung entschieden?
» Möchte ich, dass alles so bleibt, oder will ich weitergehen?
» Bin ich mir unklar über meinen weiteren Weg oder ist mein Kopf voll mit ungeordneten Gedanken?

WOFÜR DAS KNIE
AUF SEELISCHER EBENE STEHT

Unsere Knie sind die Impulsgeber für die Vorwärtsbewegung und dienen gleichzeitig als Stoßdämpfer bei jedem Schritt, den wir tun. Wenn wir innerlich nicht wissen, wo wir hinwollen, weil der Kopf unruhig und voll ist mit allen möglichen Gedanken, dann hält das auch die Kniegelenke auf Trab, weil sie es sind, die unsere Gedanken als Erste in Körperbewegung umsetzen.

WAS KANN ICH TUN?

» Stellen Sie (wieder) ein gesundes Gleichgewicht her zwischen Gedankenfülle und Entspannung des Geistes – zum Beispiel durch regelmäßiges Meditieren.

» Werden Sie sich klar darüber, wohin die Reise für Sie gehen soll – was für Sie der richtige Weg im Leben ist.

» Lassen Sie sich nicht in verschiedene Richtungen ziehen, sondern gehen Sie bewusst Ihren Weg.

Ein einziger Faden läuft meinen Weg des Lebens entlang und verbindet alles.

KONFUZIUS

KOMBINATIONEN

Grundsätzlich können Sie jede der in diesem Buch vorgestellten Handpositionen miteinander verbinden. Ihrer Fantasie bzw. Ihren Bedürfnissen sind in Bezug auf die Kombinationsmöglichkeiten keine Grenzen gesetzt. Spüren Sie einfach in sich hinein, was Sie brauchen und was Ihnen guttut. Überlassen Sie Ihren Händen die Suche nach der jetzt gerade richtigen Position für Sie. Vertrauen Sie auf dabei auf Ihre Intuition.

Hier zwei Beispiele für häufige Kombinationen:

HERZ – NIEREN

» Legen Sie Ihre Hände sanft auf.
» Gehen Sie mit dem Herzen ganz in das Vertrauen, die Dankbarkeit und die Liebe zu sich selbst. Der Herzschlag ist Seele und Geist.
» Lassen Sie alle grundlosen Ängste über die Nieren los.
» Befreien Sie sich von festgefahrenen Ansichten.
» Überdenken Sie Ihr Verhalten, die Beziehungen zu Ihren Mitmenschen. Nierenschmerzen stehen auch für Enttäuschungen auf zwischenmenschlicher Ebene und Selbstmitleid.

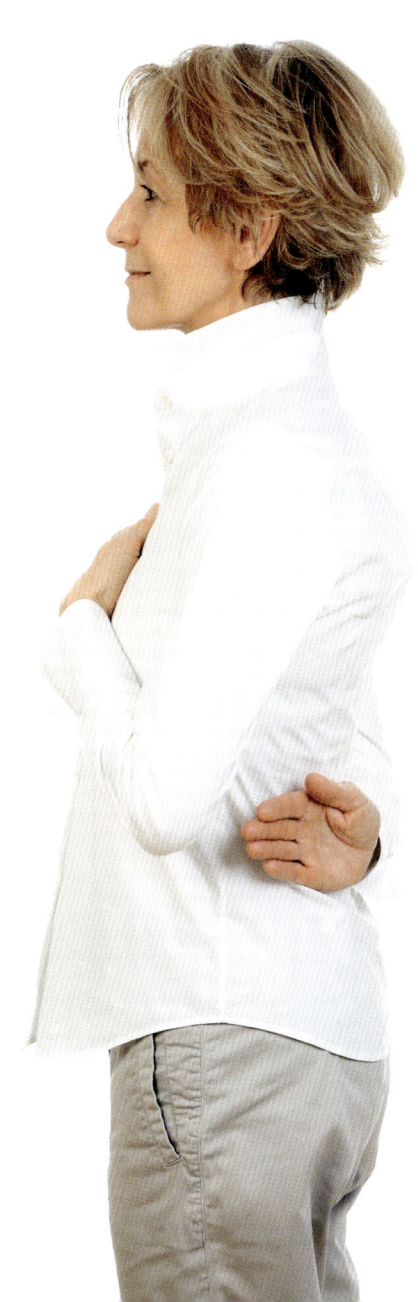

HERZ – MAGEN

» Legen Sie sanft Ihre Hände auf.

» Gehen Sie mit dem Herzen in das Vertrauen zu sich.

» Öffnen Sie Ihr Herz und nehmen Sie seine Weite und Wärme wahr.

» Machen Sie sich bewusst: Im Herzen fließt die Lebenskraft und mit ihr die Energie der Seele – der Magen nimmt diese Energie auf und »verdaut«, was Ihnen auf der Seele liegt.

» Fragen Sie sich: Mit was bin ich nicht einverstanden in meinem Leben?

» Spüren Sie ganz im Vertrauen und der Liebe zu sich selbst, was Ihr »Bauchgefühl« sagt.

» Im Anschluss an das Handauflegen: Tun Sie etwas für sich selbst. Schenken Sie sich Glück.

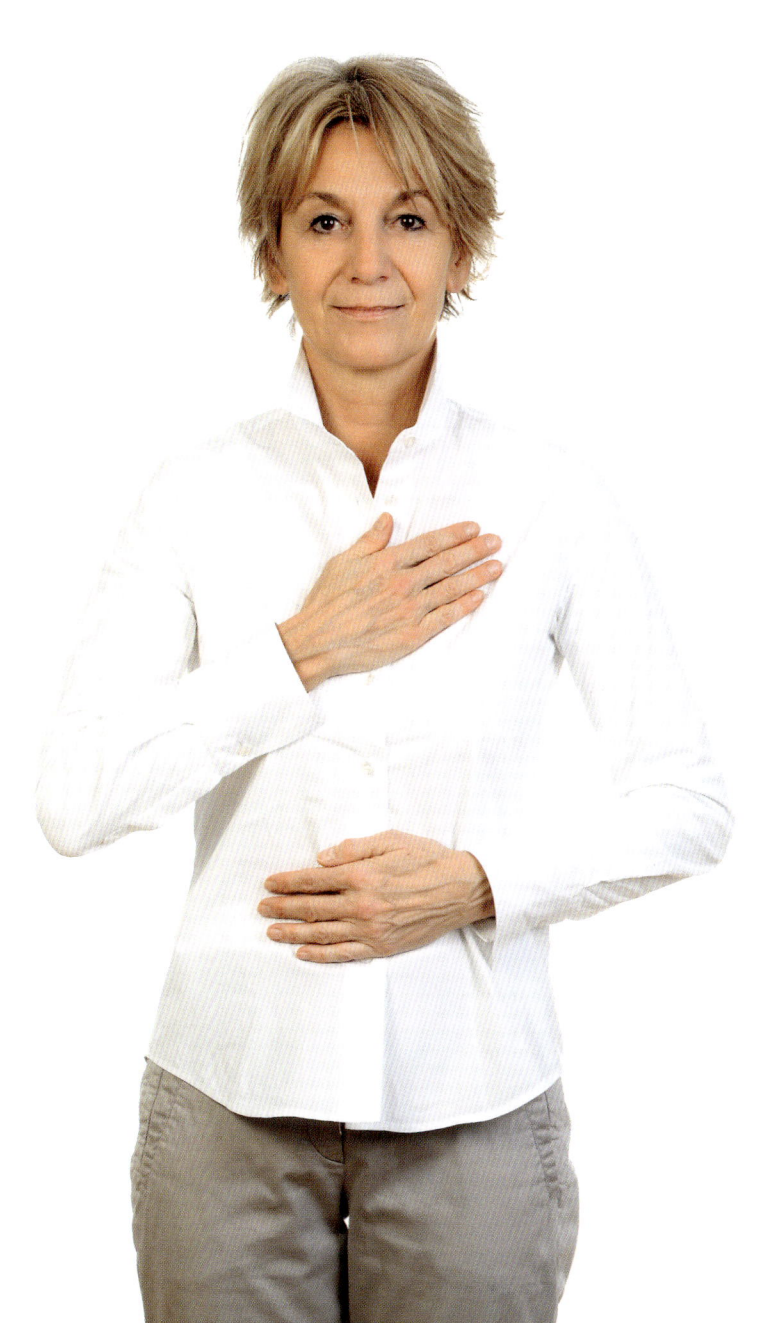

STATT EINEM NACHWORT
Erfahrungsbericht

Um Ihnen einen Eindruck davon zu geben, welche Wirkung Sie mit »harmlosem« Handauflegen erzielen können, möchte ich zum Abschluss einen Patienten von seiner ersten Begegnung mit Otto Bong erzählen lassen:

»Vor ein paar Jahren, an einem Samstagnachmittag, erwartete ich Freunde von mir zu unserem regelmäßigen Kartenabend. Kurz bevor meine Gäste eintreffen sollten, bemerkte ich plötzlich etwas Seltsames: Mein Unterkiefer hatte seine normale Position verlassen und war ›nach vorne gewandert‹. Der Biss von Ober- und Unterkiefer hatte sich so verschoben, dass ich weder essen noch unfallfrei trinken konnte. Auch das Sprechen fiel mir schwer.

Unter meinen Freunden befand sich ein Zahnarzt, und ich setzte große Hoffnungen darauf, dass er mich möglichst schnell und schmerzlos aus dieser Situation befreien könnte. Seine Diagnose lautete – in meinen Worten –, dass die kleinen

Polster, die am Ende des Kiefergelenks sitzen, ihre Position verändert hatten. Das kommt zwar sehr selten vor, aber doch immer wieder einmal.

So weit, so gut. Aber was konnte man tun, damit die kleinen Polster wieder dorthin wanderten, wo sie hingehören? Auch darauf wusste mein Zahnarzt-Freund eine Antwort: Ich sollte etwa sechs Monate lang Tag und Nacht eine sogenannte Aufbissschiene tragen. Allein die Vorstellung löste in mir geradezu Panik aus: ein halbes Jahr, 24 Stunden am Tag. Wie sollte ich in Gesellschaft sprechen, essen, trinken?

Die Verzweiflung musste mir ins Gesicht geschrieben gewesen sein. Ich sah das Mitgefühl in den Augen meiner Kartenfreunde. Schließlich meinte mein Zahnarzt, dass es vielleicht noch eine andere Möglichkeit gebe. Und er erzählte mir von einem Mann in München, der nur durch das Auflegen seiner Hände helfen kann: Otto Bong.

Gleich am Montagmorgen rief ich Herrn Bong an und schilderte ihm mein Problem. Ich hatte Glück und bekam noch am selben Abend einen Termin.

An der Tür der Praxis empfing mich das freundliche Lächeln eines stattlichen Mannes. Es dauerte nicht lange und ich lag auf einer Behandlungsliege, und Herr Bong saß auf einem Hocker am Kopfende. Zunächst legte er eine seiner Hände auf meine Stirn und die zweite auf mein Herz. Seine Hände strahlten eine Wärme aus, eine Magie, wie ich sie bisher nicht gekannt hatte. Natürlich war ihm bewusst, was ich in diesem Moment spürte, und er erklärte mir, dass diese Wärme von meinem eigenen Körper herrührte. Seine Hände hätten nur die Aufgabe, die jedem Menschen innewohnenden Selbstheilungskräfte zu unterstützen. Und manchmal brauchten diese Kräfte einfach einen kleinen Anstoß, damit sie schneller in Schwung kommen. Ich spürte, wie die Anspannung der vergangenen zwei Tage von mir glitt und Entspannung sich breitmachte.

Ich kann nicht sagen, wie lange ich einfach so dalag. Dann wanderten Herrn Bongs Hände langsam zu meinen Kiefergelenken, lagen auf meinen Wangen. Wiederum hatte ich das Gefühl, als hätte jemand eine Wärmequelle eingeschaltet. Nach einer Weile spürte ich deutlich eine Bewegung in meinem Kiefer. Ich dachte noch: Da tut sich was, jetzt wird alles gut. Dann schwappte eine Welle von Müdigkeit über mich hinweg. Ich konnte nicht länger wach bleiben und schlief ein.

Leichtes Rütteln an meiner Schulter ließ mich die Augen aufschlagen. Ein Blick auf die Uhr: Eine Stunde war vergangen, seit ich die Praxis betreten hatte. Wie lange davon hatte ich wohl geschlafen?

Vorsichtig bewegte ich meinen Kiefer und konnte es vor Freude kaum fassen: Meine Zähne passten wieder übereinander. Ich konnte wieder ganz normal sprechen. Ein Stein fiel mir vom Herzen. Das Ganze erschien mir in diesem Augenblick wie ein Wunder.

Doch war es damit noch nicht ganz getan, denn beim Abschied gab mir Otto Bong noch ›Hausaufgaben‹ auf: In den folgenden acht Wochen sollte ich so oft wie möglich die

Hände an das Kiefergelenk legen, mich entspannen – am besten mit einem Lächeln – und durch meine Hände warmes, helles Licht, also Energie, in den Kiefer fließen lassen. Dabei sollte ich ganz bewusst im Hier und Jetzt verweilen. Zusätzlich empfahl er mir für einen langfristigen Effekt, meinen bisherigen Lebensstil in Bezug auf Stress und Druck zu überdenken – und entsprechend zu verändern.

Es fiel mir nicht ganz leicht, doch ich hielt mich an seinen Rat – und habe seither nie wieder Beschwerden mit meinem Kiefergelenk gehabt.«

Sie sehen, welche Macht in unseren – Ihren – Händen steckt. Vertrauen Sie darauf und nutzen Sie sie, um bei Bedarf Ihre Selbstheilungskräfte anzuregen und sich in jeder Lebenslage Gesundheit und Wohlbefinden zu schenken.

Ich wünsche Ihnen alles Gute dabei.

DANKSAGUNG

Danke, danke, danke!

Ein herzliches Dankeschön an all die Menschen, die mich in den letzten Monaten in unterschiedlichster Weise unterstützt haben!

All die Menschen, die ganz selbstverständlich für mich da waren und sind!

Die mir auch mal den »Kopf zurechtgerückt« haben!

An die Menschen, die ich liebe!

BILDNACHWEIS

Die Fotos auf den Seiten 17, 25, 29, 33, 37, 45, 61, 73, 77, 89, 93, 101, 109 und 113 stammen von Heidi Velten, Leutkirch, das Model ist Dagmar Mösle.

Die Fotos auf den Seiten 21, 41, 49, 53, 57, 65, 69, 81, 85, 97, 105, 117 und 119 stammen von Allan Richard Tobis, München, und zeigen Eva Bong.

Lebenshilfe auf den Punkt gebracht

Achtsamkeit hilft uns, mit den Herausforderungen des Lebens geschickter umzugehen – und dabei die kleinen Freuden des gegenwärtigen Augenblicks aus vollem Herzen zu genießen. Die kompakten Pocketguides bieten einen unkomplizierten Einstieg: Eine Fülle an Übungen und Impulsen zeigt, wie sich Achtsamkeit konkret im Alltag umsetzen lässt.

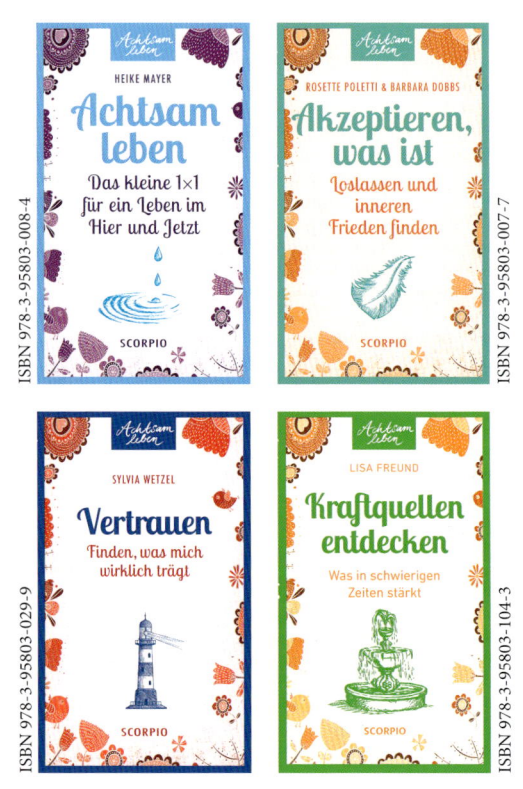

ISBN 978-3-95803-008-4

ISBN 978-3-95803-007-7

ISBN 978-3-95803-029-9

ISBN 978-3-95803-104-3